骨科关键护理技术
操作流程图解

主编　薛慧琴　高小雁

北京大学医学出版社

GUKE GUANJIAN HULI JISHU CAOZUO LIUCHENG TUJIE

图书在版编目（CIP）数据

骨科关键护理技术操作流程图解/薛慧琴，高小雁主编.—北京：北京大学医学出版社，2021. 7
ISBN 978-7-5659-2316-6

Ⅰ. ①骨… Ⅱ. ①薛… ②高… Ⅲ. ①外科学－护理学－流程图 Ⅳ. ① R473.6-36

中国版本图书馆 CIP 数据核字（2020）第 223788 号

骨科关键护理技术操作流程图解

主　　编：薛慧琴　高小雁
出版发行：北京大学医学出版社
地　　址：（100083）北京市海淀区学院路 38 号　北京大学医学部院内
电　　话：发行部 010-82802230；图书邮购 010-82802495
网　　址：http：//www.pumpress.com.cn
E-mail：booksale@bjmu.edu.cn
印　　刷：北京金康利印刷有限公司
经　　销：新华书店
责任编辑：李　娜　　**责任校对：**靳新强　　**责任印制：**李　啸
开　　本：710mm × 1000mm　1/16　　**印张：**7.5　　**字数：**134 千字
版　　次：2021 年 7 月第 1 版　2021 年 7 月第 1 次印刷
书　　号：ISBN 978-7-5659-2316-6
定　　价：65.00 元

主编简介

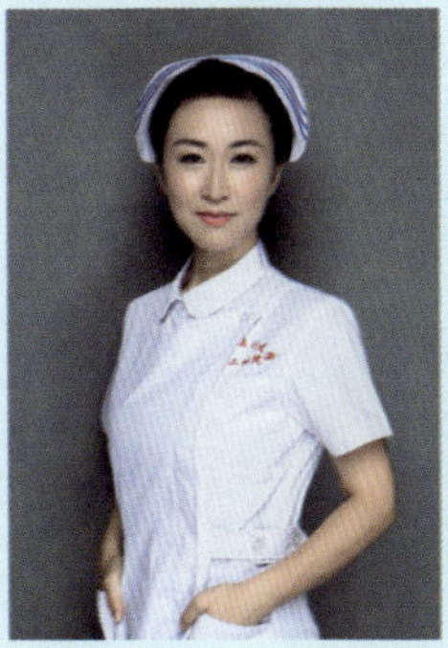

薛慧琴，副主任护师，现任内蒙古医科大学第二附属医院护理部副主任。担任中华护理学会自然灾害委员会专家库成员、内蒙古自治区护理学会灾害专业委员会副主任委员、中国康复医学会康复护理专业委员会第一届青年委员、中国康复医学会修复重建外科专业委员会委员、中国健康促进基金会骨病专项基金护理专家委员会委员、中国中西医结合学会骨伤科分会第一届护理工作委员会委员、中国医疗保健国际交流促进会骨科护理学组组员、内蒙古护理学会门诊专业委员会委员，内蒙古自治区科普专家团成员，《中华老年骨科与康复电子杂志》审稿专家。

主持内蒙古科学技术协会2020年科普作品资助项目1项、内蒙古自治区教育科学“十三五”规划课题1项、内蒙古自治区卫生计生科研计划项目1项、内蒙古医科大学“科技百万工程”项目1项、内蒙古医科大学2019年度高等教育教学改革研究项目1项、内蒙古医科大学第二附属医院院级课题1项。

在核心期刊发表论文10余篇，拥有实用新型发明专利2项。2016年获得内蒙古自治区护理学会“优秀护士管理者”称号，获得2017年度内蒙古医科大学第二附属医院“优秀工作人员”，2019年第三届“内蒙古青年创新创业创优标兵”称号。

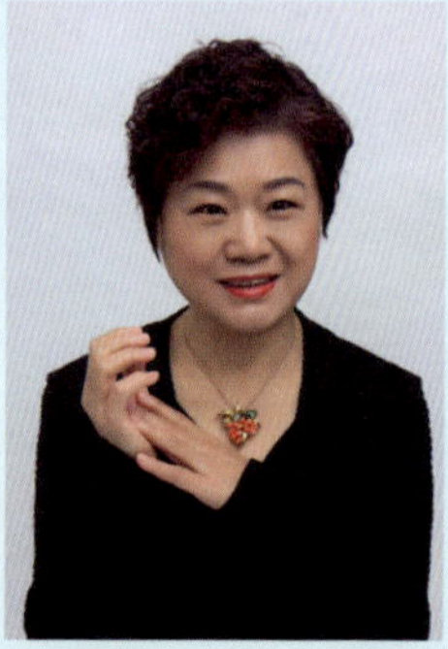

高小雁，中共党员，主任护师，北京市三八红旗手，原北京积水潭医院护理部主任。

学术兼职：国家级医院评审员，北京市卫生系列高级职称评审专家，第26届、第27届中华护理学会骨科护理专业委员会主任委员、顾问，中国非公立医疗机构协会骨科分会常务副主任委员，中华医学会骨科学分会护理学组组长、顾问，西安护理学会骨科护理专业委员会名誉主任委员，北京医学会骨科学分会护理学组组长、顾问，白求恩精神研究会医学科技创新分会理事，北京护理学会理事、管理委员会委员。担任《中华护理杂志》《中华现代护理杂志》《中国护理管理杂志》《中国实用护理杂志》《中华损伤与修复杂志(电子版)》等杂志编委。

在核心期刊上发表论文80余篇，SCI收录3篇，主编并出版骨科护理专业书籍14部。参编中华医学会主编的中国第一部《中国血栓预防指南》《医院内静脉血栓栓塞症预防与管理建议》和《亚洲院内静脉血栓栓塞症预防指南》。拥有实用新型发明专利3项。

2016年创办了优玛-积水潭伤口学校，参与培养了该校第一批伤口管理师。在国内多个省市包括香港、澳门等地举办的继续教育课程、骨科论坛、管理论坛上多次做主题演讲。

曾获得北京市卫生局科技成果一等奖，北京市卫生局、北京市总工会共同颁发的北京市双语活动一等奖等奖项。获得“2015年度首届全国优秀护理部主任”荣誉称号。多次获得北京积水潭医院“院级优秀党员”“院级优秀管理干部”等荣誉称号。曾任首都医疗骨科医院副院长、中康美复医疗健康咨询有限公司副总裁、总裁。

前 言

护理是骨科患者治疗的重要组成部分。随着我国经济的飞速发展，交通意外、工业和建筑事故及运动伤所造成的复杂创伤日益增多。在整个治疗过程中，为患者实施正确、有效的护理显得十分重要。除了为患者提供基础护理以外，更重要的是为患者提供更加专业和科学的专科护理，这也给骨科护理人员提出了更高的要求。目前，有不少专科护理技术参考书对护理操作流程均进行了介绍，但对护理技术操作的细节尚缺乏具体细致的说明，这使得针对同样的护理技术，不同护士、不同科室和不同医院之间，在操作方法和患者使用后的效果上存在较大的差异。为了改善这样的局面，我们组织了一批临床经验丰富的骨科护理专家和骨干，共同编写了本书，期望能解决上述问题。

本书分为基础护理、常用支具、功能锻炼和常用仪器四个部分，涵盖了运动医学科、小儿骨科、脊柱外科、关节外科、创伤骨科、手足外科、康复医学科等多个骨科亚专科，从目的、适应证、禁忌证、关键操作流程等方面进行了阐述，并对其中的要点和注意事项做了提示，图文并茂，一目了然，便于护士理解和掌握，为规范骨科护理技术操作提供了有力的帮助。

本书虽经过多次修改，最终定稿，但仍可能存在不足之处，恳请各位读者批评指正。

薛慧琴　高小雁

目 录

第1章 基础护理

第2章 常用支具

第3章 功能锻炼

第4章 常用仪器

第 1 章

基础护理

第一节　颅骨头环牵引护理关键技术流程

一、目的

1. 复位、稳定脊柱。
2. 防止颈背髓和神经根损害加重。
3. 减轻颈背髓和神经根张力。
4. 降低手术复杂程度。

二、适应证

1. 颈椎骨折脱位。
2. 骨折脱位伴脊髓损伤。
3. 颈椎外伤性疾病。
4. 颈椎畸形脱位。
5. 超过 3 周的枕颌吊带牵引。

三、禁忌证

1. 牵引处有炎症或开放性创伤严重者。
2. 牵引局部骨骼有病变或严重骨质疏松者。
3. 合并牵引部位颅骨骨折或合并颅底骨折，颅椎交界处严重不稳者。

四、关键技术操作流程图解

1

观察患者生命体征、意识变化，以及有无头痛、恶心、颈痛加重等症状。

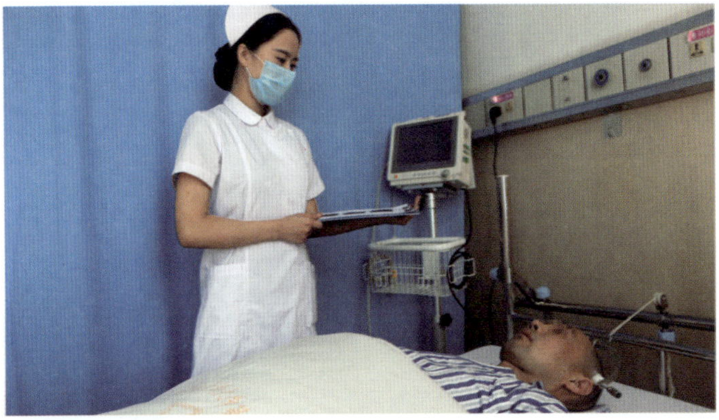

2

安装牵引装置。

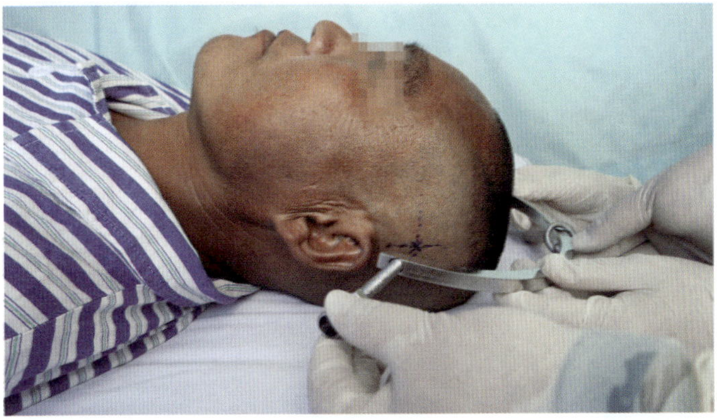

3

保持牵引的有效性，秤砣不可落地。

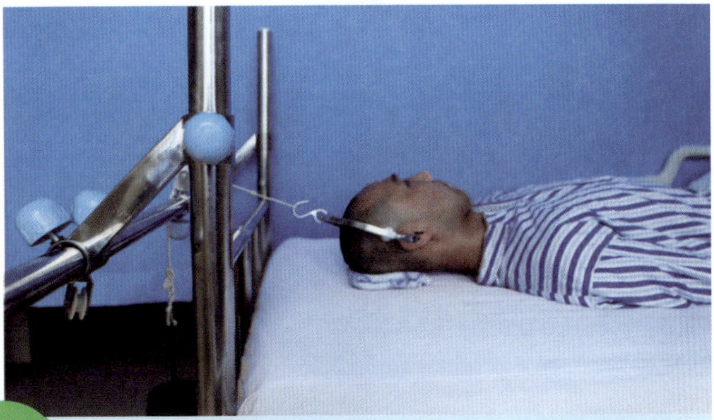

要点提示

头与躯干成一条直线，牵引方向与肢体长轴成一条直线。牵引绳不能随意放松。避免过度牵引，牵引重量一般是人体体重的 1/10 ～ 1/7。

4

观察受压部位皮肤，每2h按摩枕后部一次，防止枕后部压力性损伤的发生。

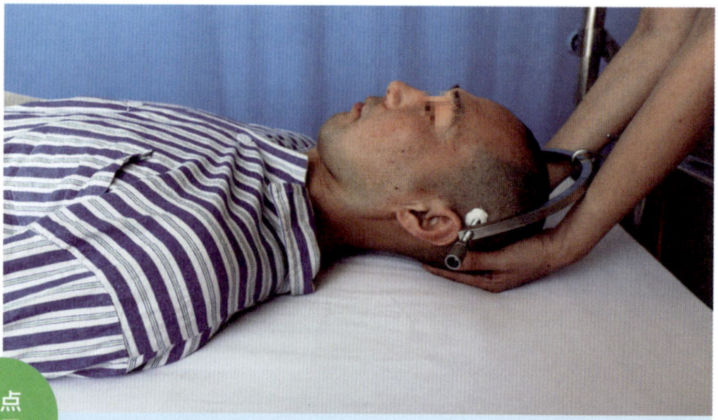

要点提示

按摩时注意保持牵引的有效性。

5

预防针眼处感染。

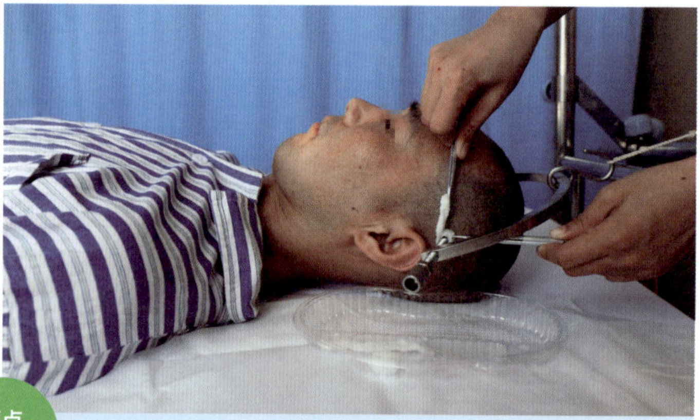

要点提示

颅骨牵引时，应保持穿针处皮肤清洁，以无菌棉球覆盖，每日用 75% 酒精或清水消毒穿刺处 2 次，以防针眼处感染。

6

指导并协助患者功能锻炼，预防肌肉萎缩及关节僵直。

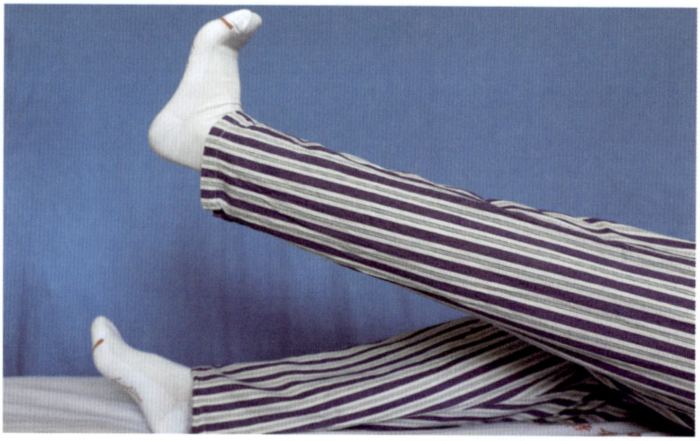

7

指导并协助患者的生活护理，做好健康宣教，避免饮水及进食呛咳。

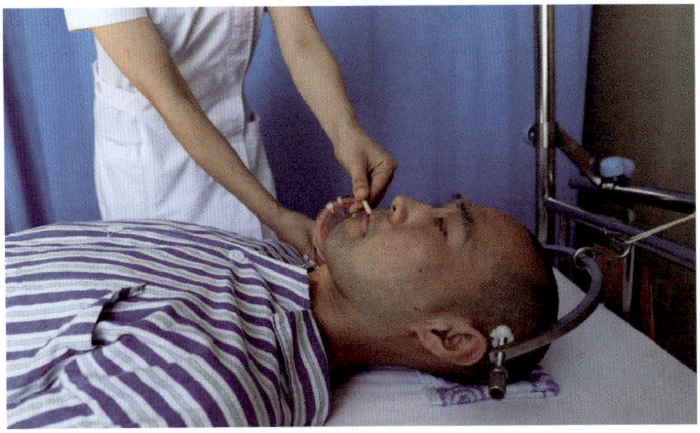

第二节 关节镜下重建术后护理关键技术流程

一、目的

1. 预防动脉损伤术后的并发症。
2. 保持动脉损伤术后引流的通畅。
3. 促进患肢功能恢复。

二、适应证

1. 膝关节后交叉韧带完全断裂、部分撕裂，保守治疗后的关节仍不稳定。
2. 膝关节后交叉韧带断裂合并内侧韧带损伤。
3. 胫骨止点撕脱性骨折。
4. 伴有半月板破裂。

三、禁忌证

1. 患者年龄大，不能耐受手术时。
2. 各器官功能衰竭。

四、关键技术操作流程图解

1

正确摆放患肢体位，严密观察伤口渗血、渗液情况。

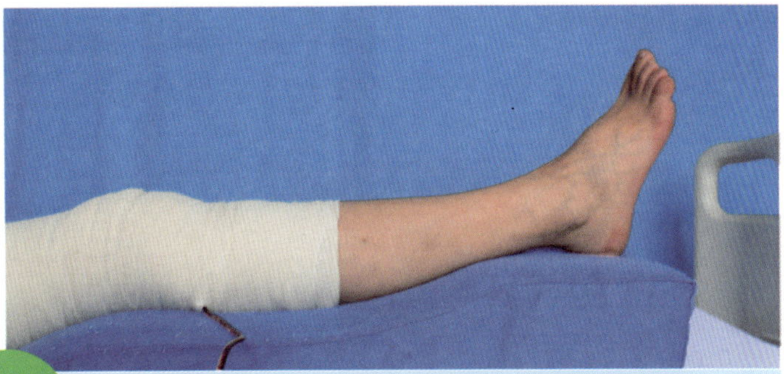

要点提示

术后绝对卧床 1 ~ 2 周。保持平卧位，严禁患肢下垂。患肢摆放的位置可略高于心脏水平 10 ~ 15 cm。

2

保持引流管通畅。

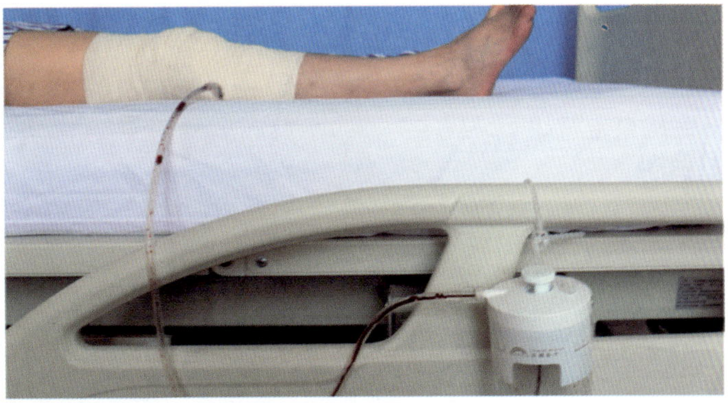

3

观察引流液的色、质、量。

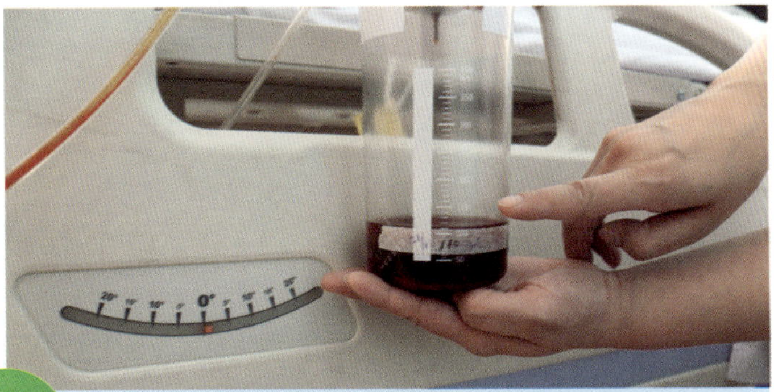

要点提示

- 如引流液异常增多，色鲜红，考虑再次出血的可能，应立即处理。
- 局部搏动性血肿及鲜血溢出为动脉损伤的特有症状及体征。

4

观察局部皮肤的温度、颜色、弹性。

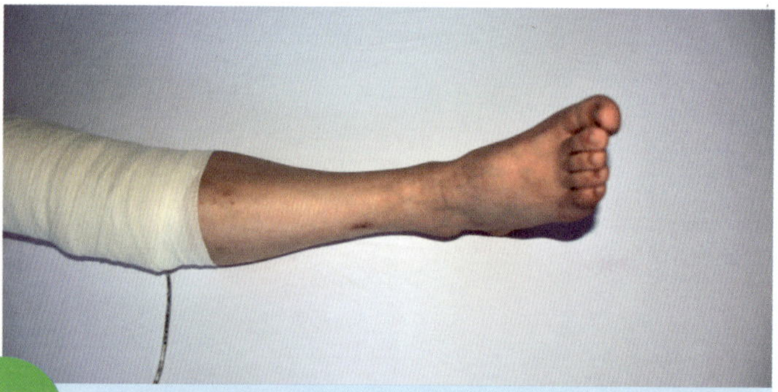

要点提示

- 检查毛细血管反应及足背动脉、胫后动脉的搏动情况。
- 每 2 h 观察足趾的末端或趾甲的颜色变化，判断肢体的血运情况。

5

定时检查足背动脉搏动情况。

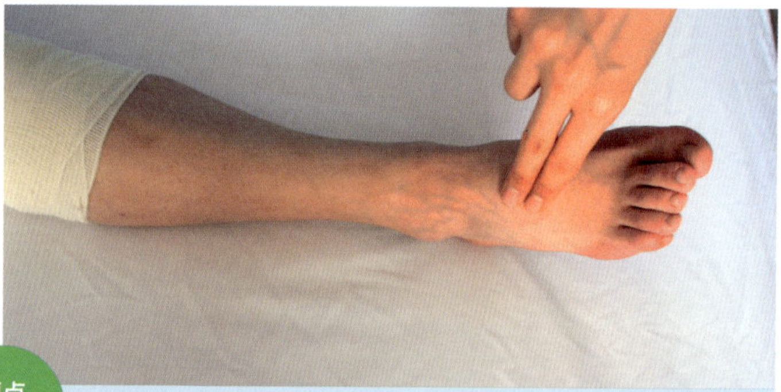

要点提示

- 每 2 h 检查一次，对比两侧足背动脉搏动情况是否一致。
- 若无法触及动脉搏动，或因肿胀明显，动脉搏动触及不清时，用多普勒探测动脉血流情况。

6

观察有无腓肠肌被动牵拉痛及感觉活动障碍。

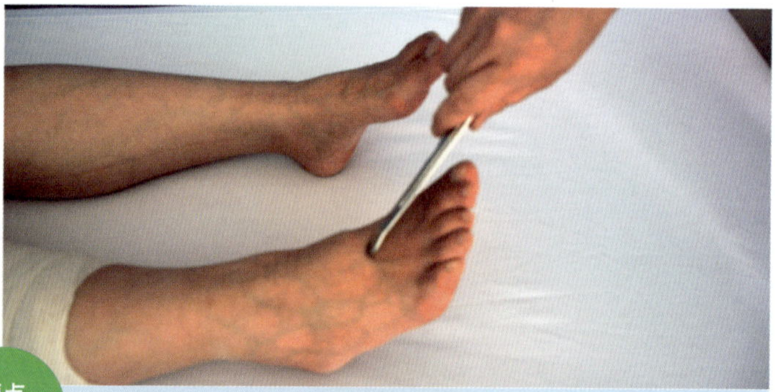

要点提示

- 注意观察有无肢体远端疼痛及感觉活动障碍，并对比两侧皮肤感觉情况。
- 肢端缺血会使致痛物质释放，引起肢体疼痛和感觉活动障碍。

第三节 髋部骨折患者术前翻身护理关键技术流程

一、目的

1. 协助骨折患者在床上更换体位，减轻疼痛，促进患者舒适。
2. 预防骨折部位再损伤。
3. 预防压疮、坠积性肺炎、泌尿系统感染等并发症。

二、适应证

1. 股骨颈骨折。
2. 股骨粗隆间骨折。
3. 髂骨骨折。
4. 骨盆髋臼骨折。

三、禁忌证

1. 怀疑有内脏损伤。
2. 粉碎性骨折。
3. 复杂性髋臼骨折。
4. 血流动力学不稳定的骨折。

四、关键技术操作流程图解

1

将患者双手放在胸前，协助患者将健侧肢体伸直。

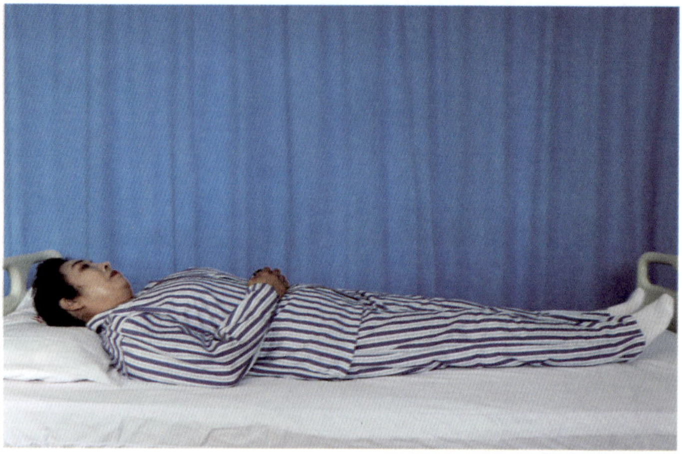

2

将软枕置于患者两腿之间。

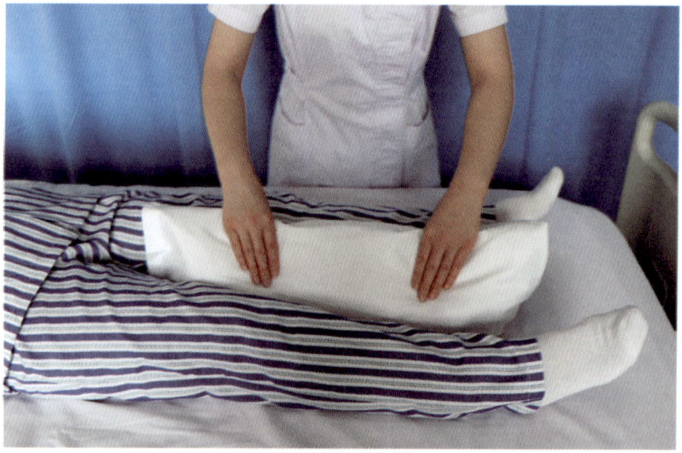

3

护士位于患者健侧，一手置于患者肩背部，另一手置于患者臀部。

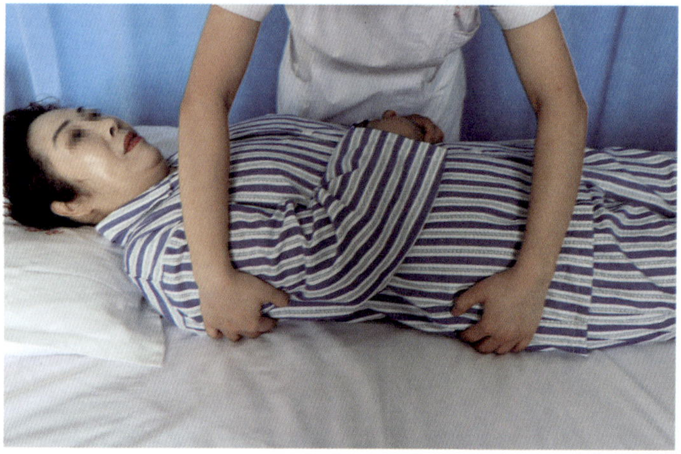

4

另一位护士站于床尾，协助患者功能位牵拉患肢。

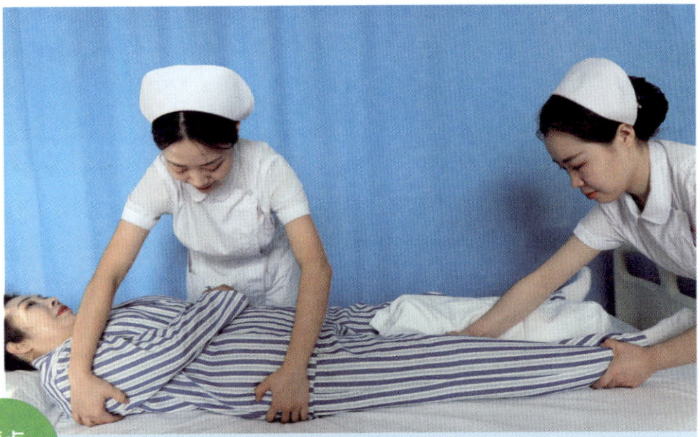

要点提示

患肢牵引方法为护士一手放于膝关节上侧，另一手放于踝关节上侧，双手同时沿身体长轴向床尾方向牵拉。

5

患者头、颈、肩保持在同一轴线，患肢呈牵引状态，两位护士同时翻转患者至健侧卧位。

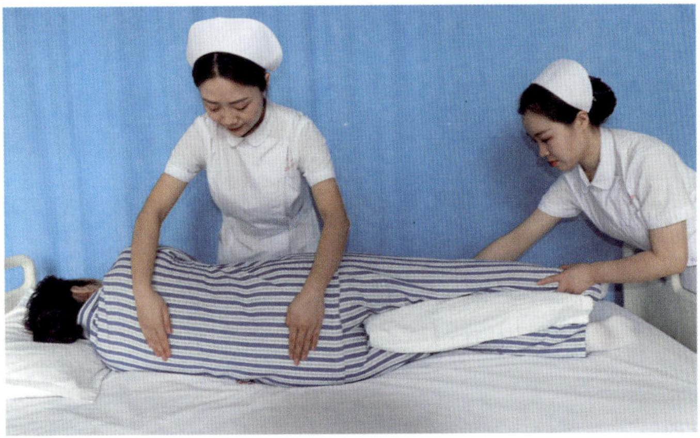

6

患者翻身后，护士给予患肢足踝部抬高，垫软枕；健侧肢体取屈曲位。

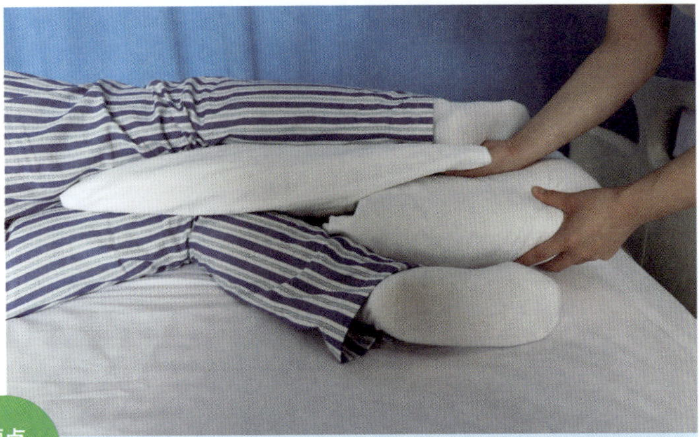

要点提示

垫枕高度以患者舒适为宜，健侧肢体屈曲位有利于其侧卧的稳定性。

第四节 | 小儿髋人类位石膏护理关键技术流程

一、目的

维持复位成果，提供稳定的固定环境。

二、适应证

治疗 6 ~ 18 个月以内婴儿髋关节发育不良。

三、禁忌证

下肢和髋部大面积皮肤及软组织毁损伤。

四、关键技术操作流程图解

1

护士确认石膏成型后，将患儿以平托的方式搬运至病床上。

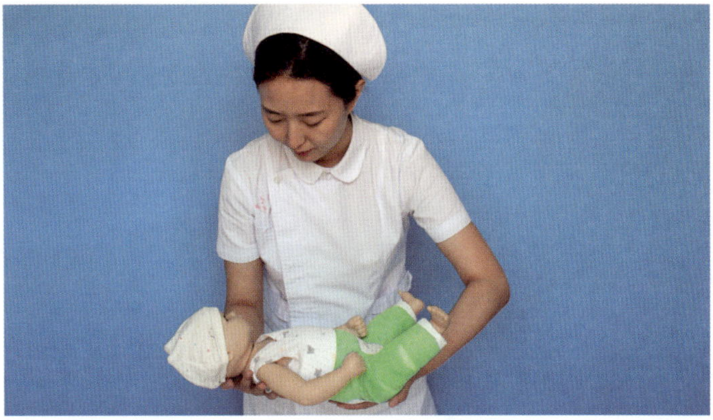

2

检查石膏松紧度，判断局部皮肤有无卡压，观察足趾末梢血运及充盈时间。正常为双足红润，充盈时间1～3 s，患儿无持续哭闹。

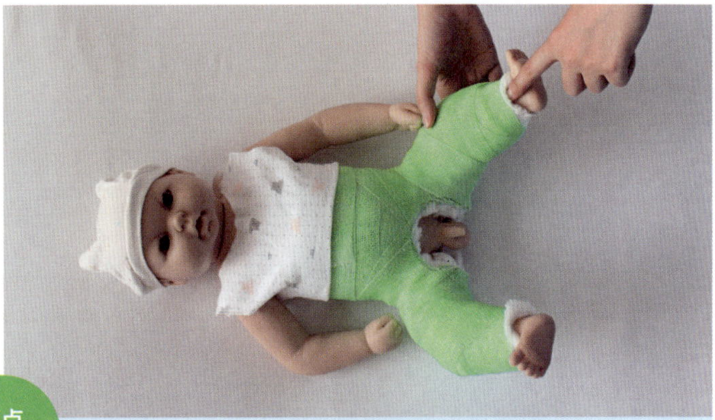

要点提示

- 石膏固定要留出进食后腹部膨胀空间，以容纳一掌为宜，预防石膏管型综合征。
- 患儿少食多餐，忌食产气过多的食物。

3

协助患儿保持舒适体位，剪去多余棉絮，棉絮包裹石膏边缘。

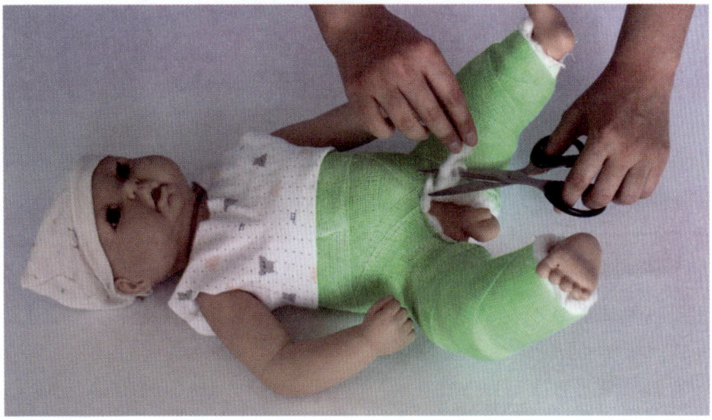

4

将胶布整齐粘贴在石膏所有边缘。

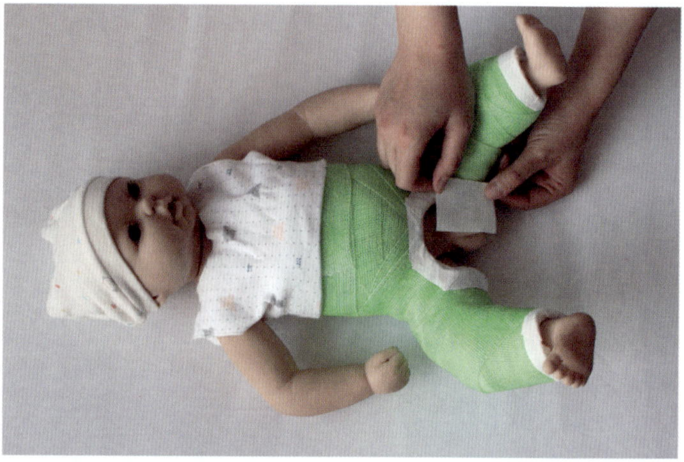

5

协助患儿进食时摇高床头30°，防止误吸。

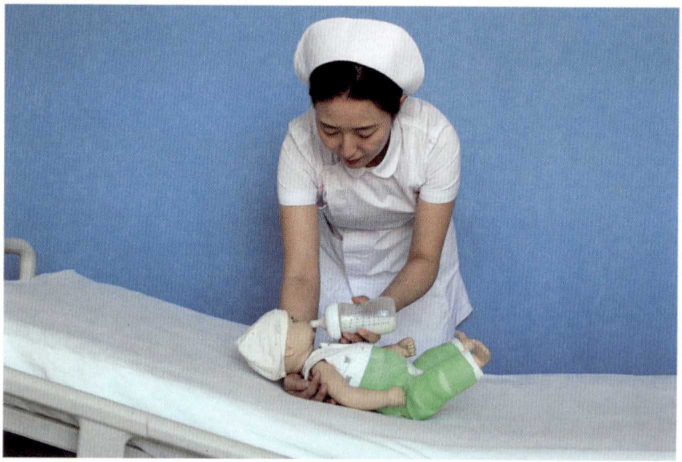

6

常规穿戴纸尿裤，纸尿裤要紧贴患儿皮肤，塞进石膏裤里，防止大小便污染石膏。

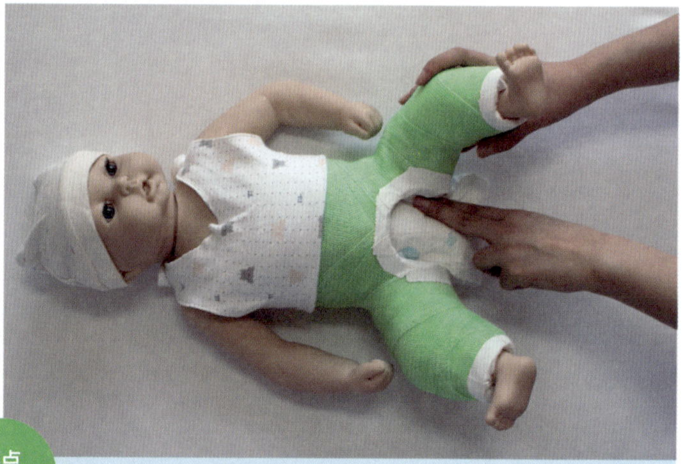

要点提示

棉絮被尿液污染时使用吹风机吹干，污染严重时应更换。

第五节 单膝关节置换术后早期体位管理护理关键技术流程

一、目的

1. 适当的体位变换可使患肢保持舒适。
2. 正确变换体位，减少或避免术后并发症的发生。
3. 适当的体位变换可有效促进术后功能康复。

二、适应证

1. 退变性膝关节骨关节炎。
2. 类风湿关节炎和强直性脊柱炎的膝关节晚期病变。
3. 其他非感染性关节炎引起的膝关节病损并伴有疼痛和功能障碍。
4. 创伤性骨关节炎。
5. 大面积的膝关节骨软骨坏死或其他病变不能通过常规手术方法修复的病例。
6. 感染性关节炎后遗的关节破坏，确认无活动性感染的情况下。

三、禁忌证

1. 近期或既往有膝关节化脓性感染，其他部位存在未愈感染。
2. 伸膝装置不完整或严重功能不全。
3. 继发于肌无力的反屈畸形以及无痛、功能良好的融合膝。
4. 下肢有明显的动脉硬化，术区内有银屑病等皮肤病变，静脉淤滞反复发生蜂窝织炎，神经性关节炎。

四、关键技术操作流程图解

1

平卧位：患肢（以右侧为例）伸直位，足尖向上，足跟下垫软枕。

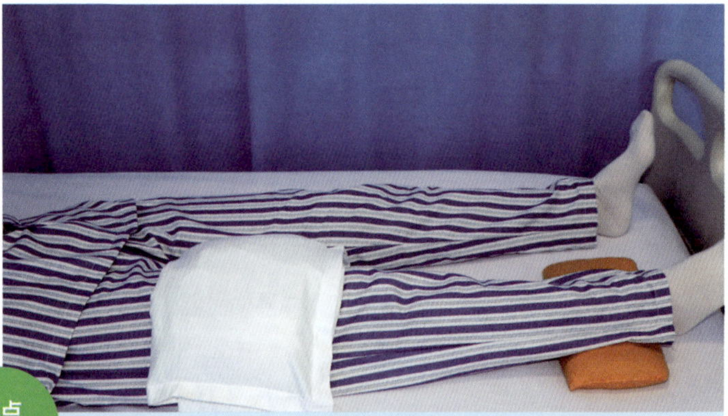

要点提示

· 足跟下垫软枕以预防压疮的发生。软枕不宜过高，以足跟不离开床面为宜。

· 膝关节悬空，膝关节正上方放置重物。软质重物放置于髌骨上下缘，重量在 5 ~ 10 kg。

2

患肢抬高位：枕头垫于小腿下。

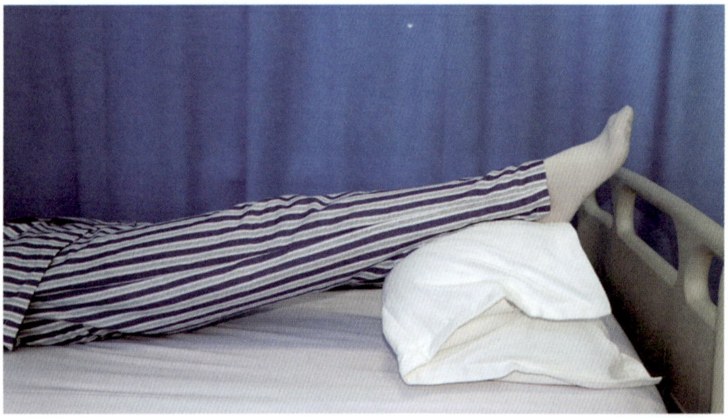

3

侧卧位：患肢在上，做无重力屈伸膝关节的动作。

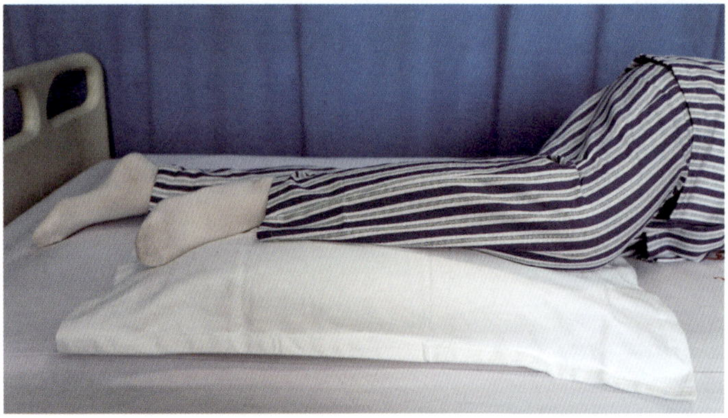

4

床上移动：健肢屈曲，护士抓握患肢踝部，协助患肢伸直，进行床上移动。

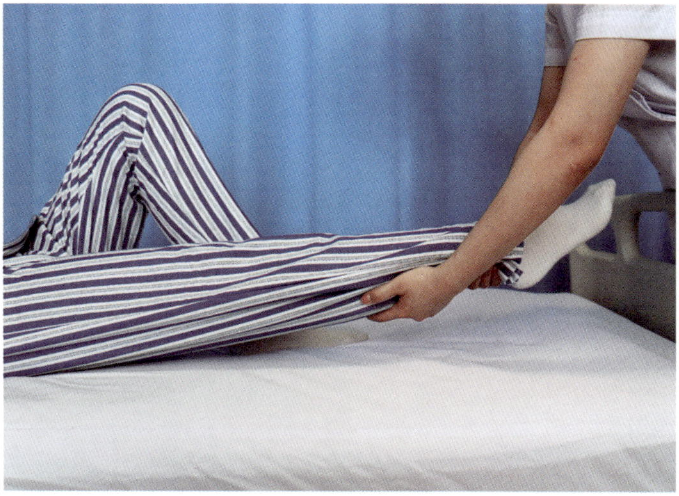

5

卧位屈曲膝关节：保持足跟不离床面，将小腿向近端滑动，尽量屈曲髋关节和膝关节。

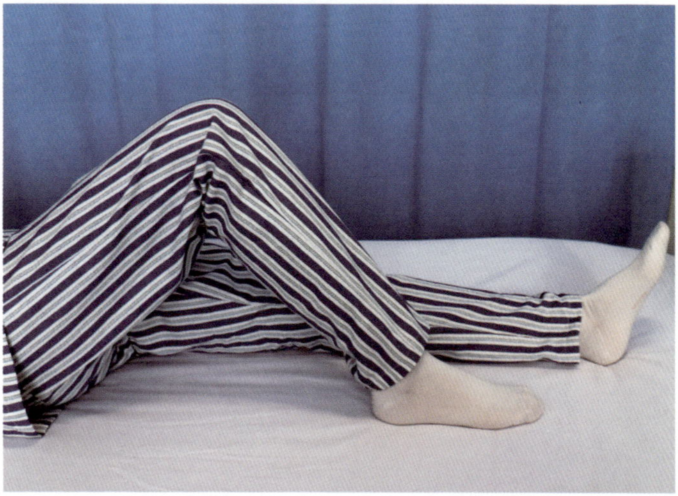

6

坐位屈曲膝关节：坐在床边，小腿垂直。健侧脚放在患侧的足踝前方，慢慢向后方压患肢，协助膝关节尽量屈曲。

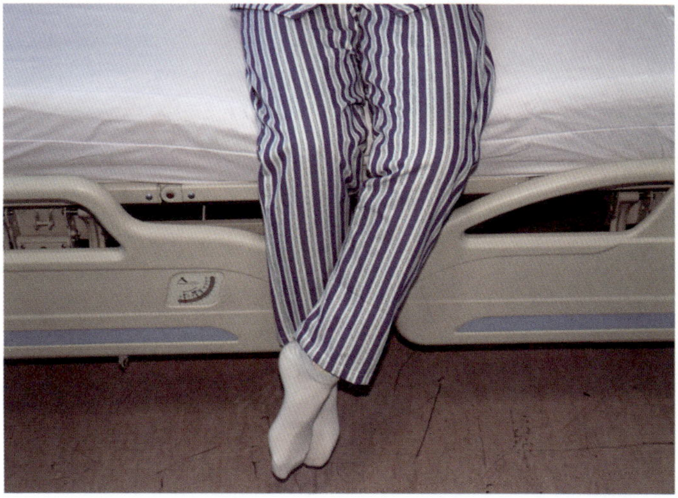

7

行走：主动抬腿屈膝练习。

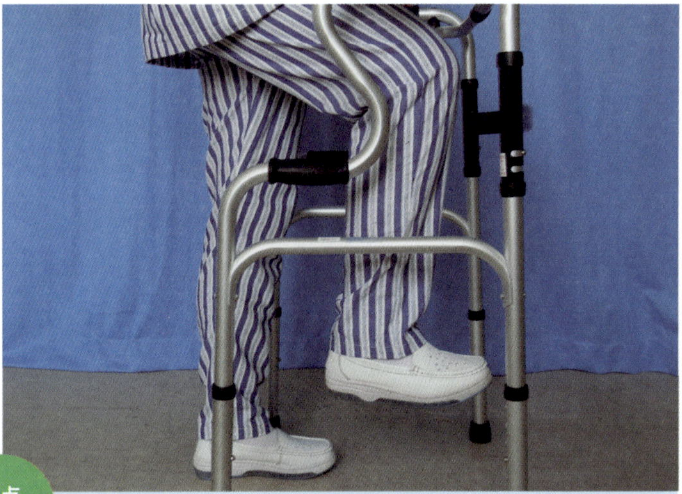

要点提示

患者主动进行抬腿屈膝练习。根据患者患侧腿部的力量，膝关节尽量屈曲。

第六节 负压封闭引流瓶使用护理关键技术流程

一、目的

1. 防止引流瓶过满、引流液倒流。
2. 防止交叉感染。

二、适应证

1. 术后引流量多。
2. 持续冲洗的患者。

三、禁忌证

植皮术后。

四、关键技术操作流程图解

1

观察负压是否有效以及引流液的色、质、量。

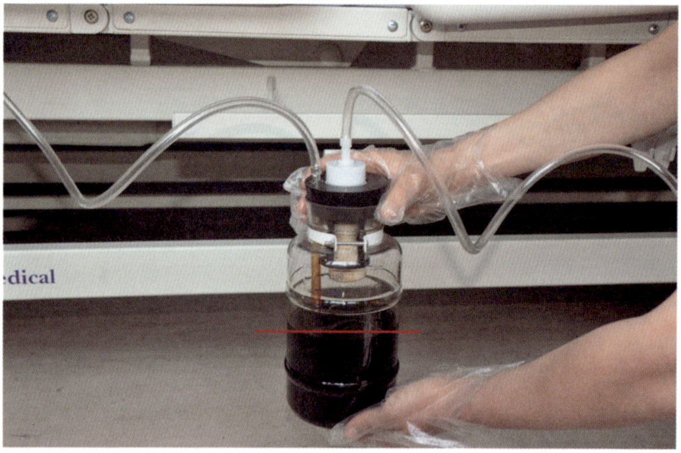

2

用止血钳夹闭引流管。

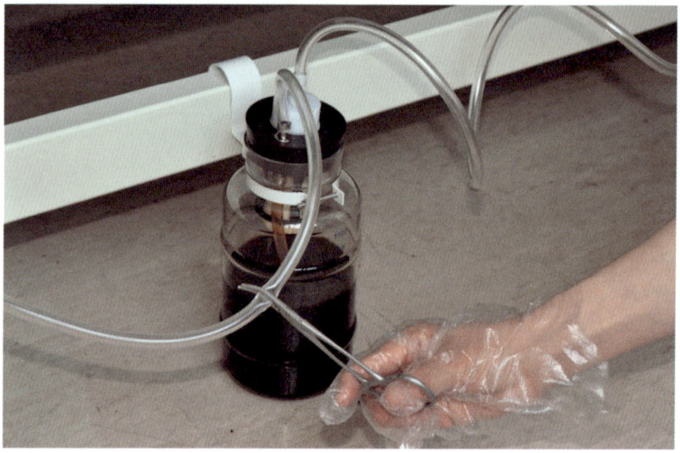

3

先将快调旋钮关闭，再关闭微调旋钮，观察压力显示为“0”。

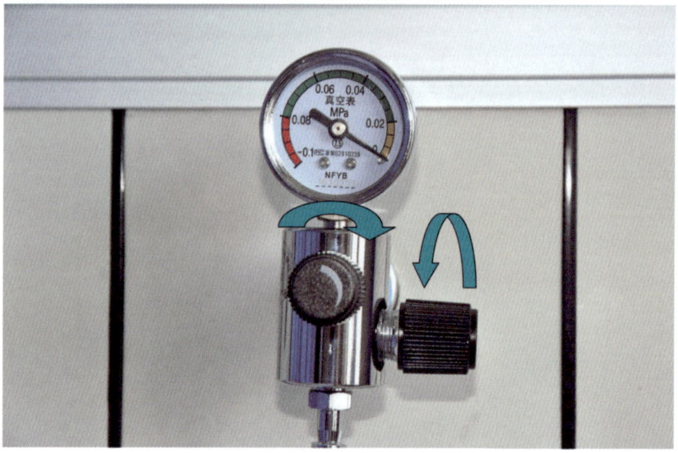

4

打开引流瓶。

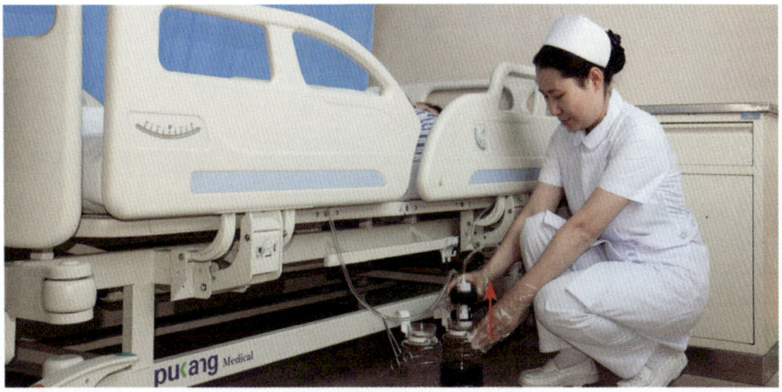

5

更换新的引流瓶。

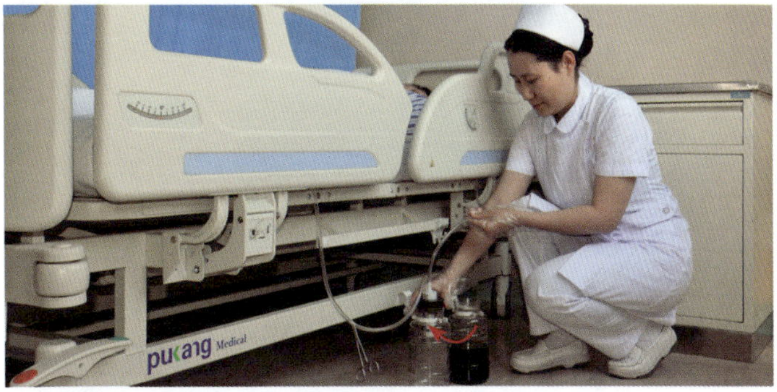

6

妥善固定引流瓶和引流管。

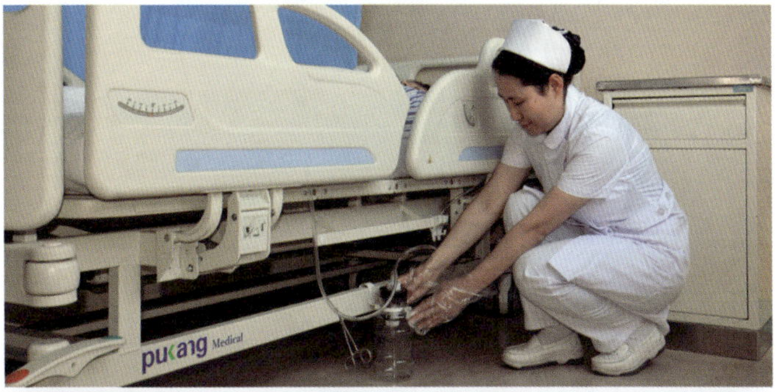

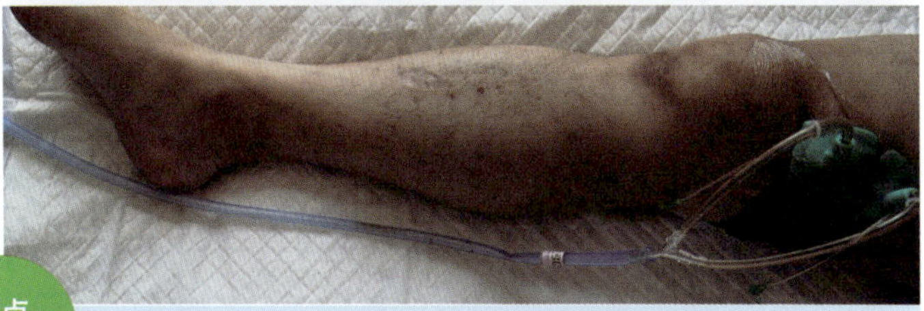

要点提示

- 妥善安置引流管，避免引流管折叠、弯曲、受压、阻塞等。
- 引流瓶低于创面妥善安置并固定，防止被碰倒。
- 引流瓶每日更换，引流液超过引流瓶容积的 2/3 时应及时更换。

7

打开止血钳，恢复引流管通畅。

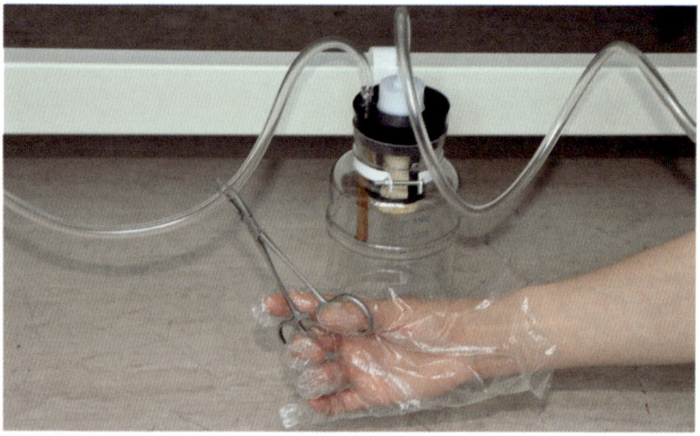

8

调节负压，先打开快调旋钮调节压力，再打开微调旋钮进行微调。

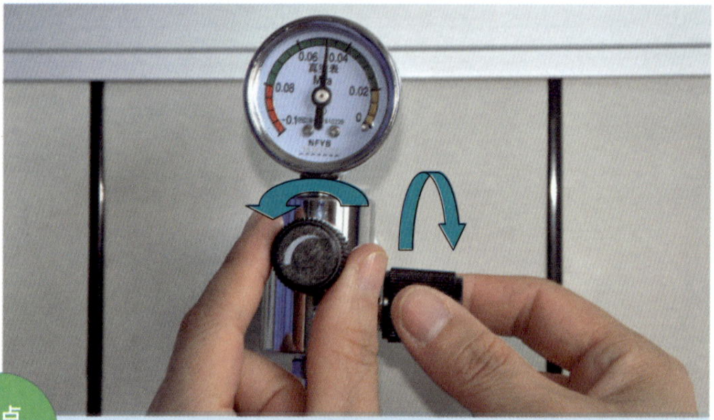

要点提示

保持指针在绿区，维持负压稳定性，严格调节负压值在−0.08 ~ −0.02 MPa（−600 ~ −150 mmHg）。如指针不在绿区要及时调整。

9

观察负压是否有效，打开调节器。看三点：敷料塌陷、显露管型、触摸有硬实感，则表明负压有效。

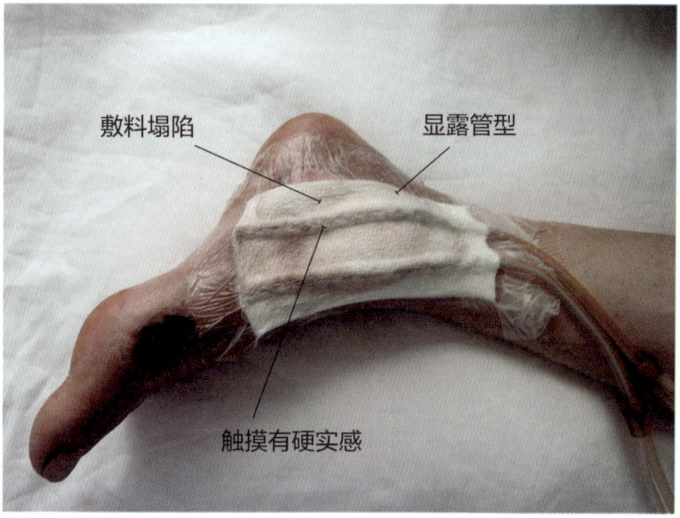

第七节 脊柱微创术后体位护理关键技术流程

一、目的

1. 减少脑脊液漏出。
2. 减轻患者的不适感。
3. 促进裂口愈合。

二、适应证

1. 骨折后导致硬膜囊的损伤。
2. 肿瘤的破坏，摘除肿瘤时切除部分硬脊膜。
3. 医源性损伤硬脊膜。
4. 术后腹压突然升高，造成硬膜囊的破裂。

三、关键技术操作流程图解

1

准备床单位，抬高床尾15°～20°。

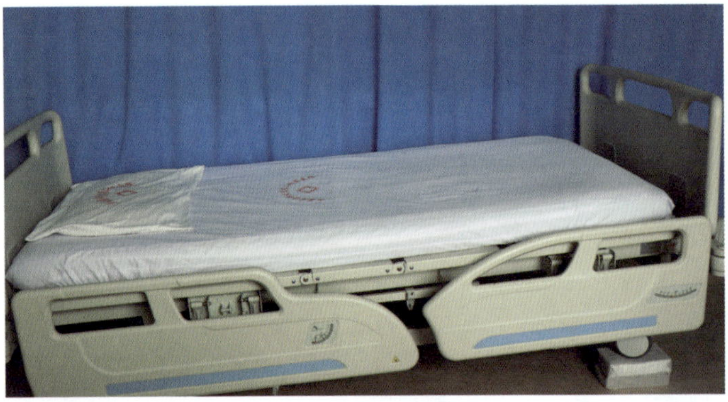

2

将负压引流装置改为自然引流。

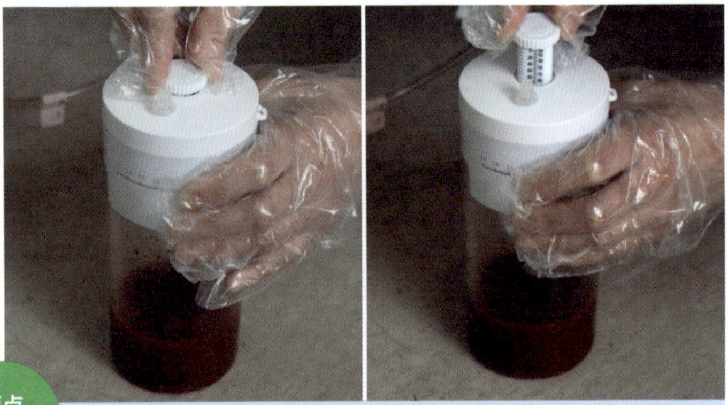

要点提示

- 密切观察引流液颜色和量的变化。如引流液增多、颜色变淡，提示发生脑脊液漏，应将负压引流改为自然引流。
- 术后 48 h 拔除引流管，利用体位调节和伤口加压包扎来平衡破损处的内外压力。

3

协助患者取俯卧、头低足高位，头部垫枕（高度不超过 10 cm），双上肢自由体位。

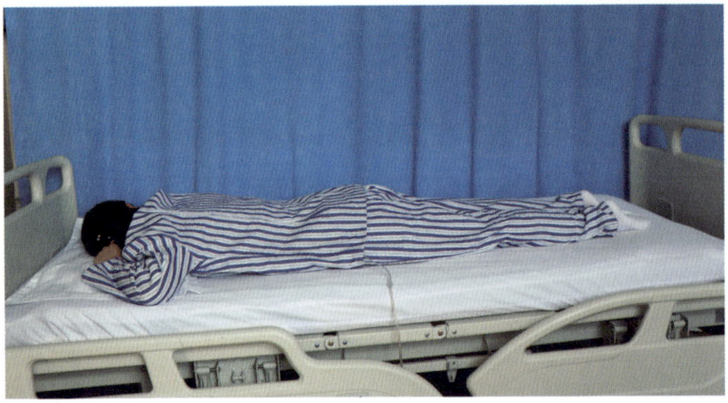

4

准 备1～1.5kg的盐袋压迫伤口局部。

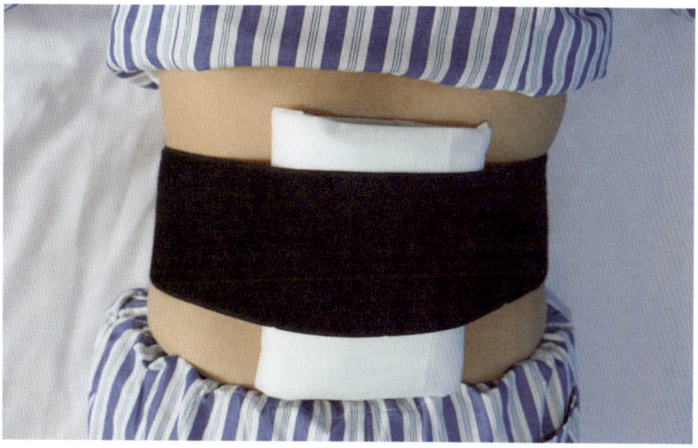

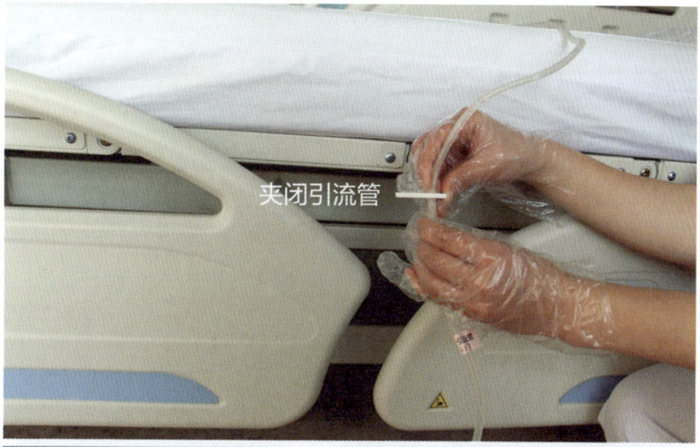

5

促进患者舒适，护士协助患者俯卧位和侧卧位交替。

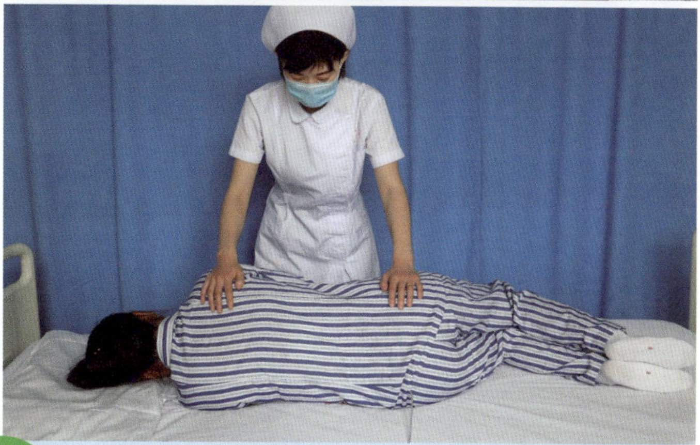

要点提示

- 注意保持引流管通畅，翻身时夹闭引流管，翻身后打开。
- 严防漏出的脑脊液回流造成脑脊髓膜炎等严重感染。
- 翻身侧卧位角度＜45°。保持脑脊液压力在80～180 mmH_2O，控制脑脊液漏量＜200 ml。同时促进患者舒适。

第八节 跟腱断裂修复术后肢体护理关键技术流程

一、目的

1. 减轻疼痛、肿胀，避免肌肉萎缩。
2. 减少术后跟腱再断裂、感染、粘连等并发症的发生。
3. 恢复肌腱抗牵拉张力，改善生活自理能力。

二、适应证

各种原因导致的跟腱断裂。

三、关键技术操作流程图解

1

术后观察石膏边缘是否平整光滑（防切割伤），石膏固定松紧度以伸进一指为宜。

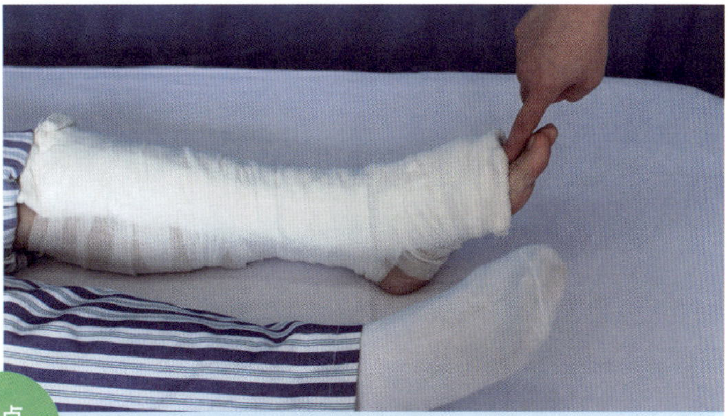

要点提示

观察石膏长度及角度。石膏长度以足背至膝关节下方为宜，跖屈角度以 30° 为宜。

2

注意观察末梢血运情况，防止石膏包扎过紧而导致末梢静脉回流受阻或动脉供血不足。

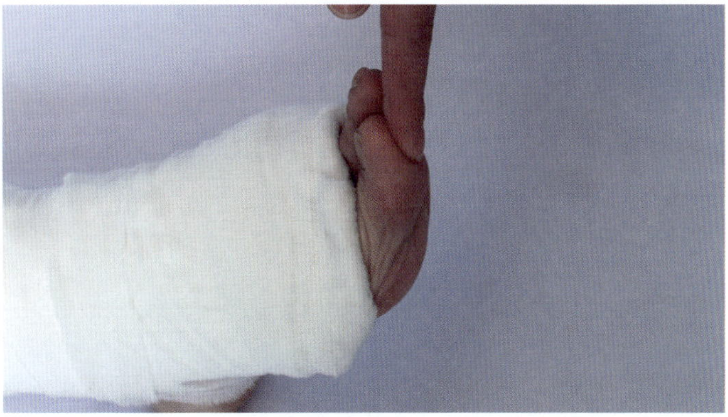

3

术后取舒适体位。

（1）仰卧位：膝关节下垫软枕，膝关节呈屈曲状态，跟腱处于松弛状态。

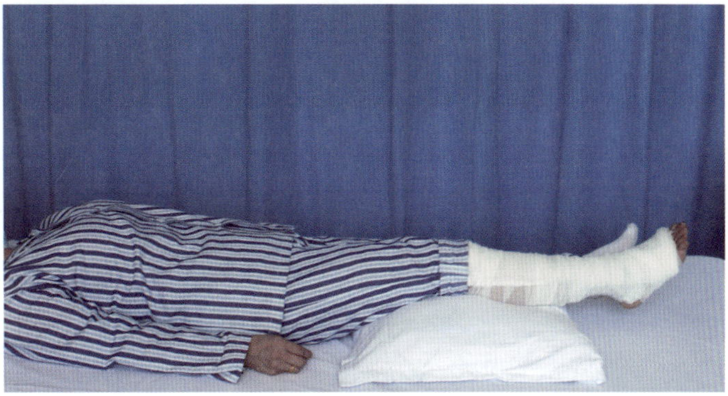

（2）健侧卧位：患肢膝部、小腿部垫软枕，并保持患肢膝关节呈屈曲状态。

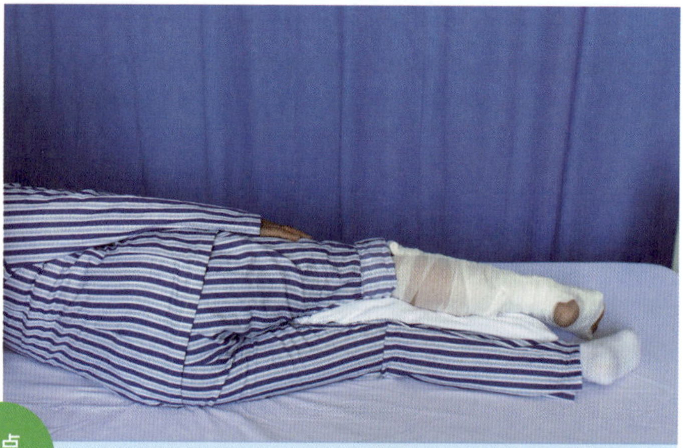

要点提示

患者做功能锻炼时，膝下务必垫软枕，跟腱处避免衬垫物品。目的是防止跟腱处受牵拉或张力增加而导致术后断裂。

4

协助患者活动髋、膝关节，锻炼股四头肌，屈膝不超过90°。

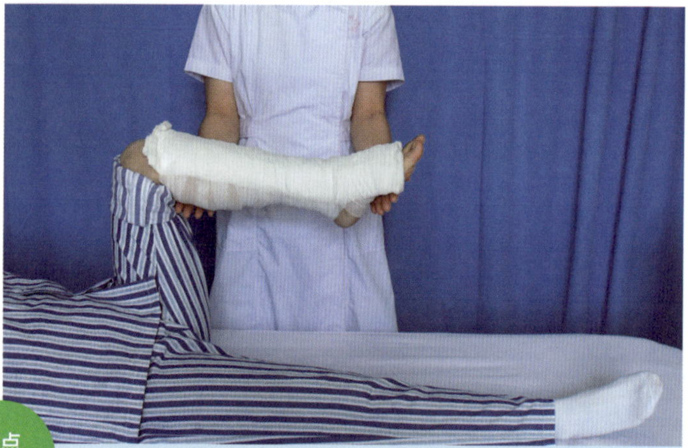

要点提示

护士将一只手放在足弓处，另一只手放在小腿处。

第九节 肢体骨折术后局部冷疗护理关键技术流程

一、目的

1. 减轻局部充血和出血。
2. 减轻疼痛。
3. 控制炎症扩散。
4. 降低体温。

二、适应证

1. 肢体骨折合并软组织急性扭挫伤早期。
2. 肢体骨折术后并发关节炎急性期。
3. 四肢手术后伤口或肢体肿痛。

三、禁忌证

1. 血液循环障碍。
2. 慢性炎症或深部化脓病灶。
3. 组织损伤、破裂、开放性伤口。
4. 对冷过敏的患者。
5. 昏迷、感觉异常、年老体弱者，婴幼儿，关节疼痛、心脏病患者，哺乳期产妇胀奶等应慎用冷疗法。
6. 冷疗的禁忌部位有：①枕后、耳郭、阴囊处，用冷易引起冻伤；②心前区，用冷可导致反射性心率减慢、心房或心室颤动及房室传导阻滞；③腹部，用冷易引起腹泻；④足底，用冷可导致反射性末梢血管收缩，影响散热或导致一过性冠状动脉收缩。

四、关键技术操作流程图解

1

准备冷敷袋和一次性医用冰袋，评估患者病情及对冷刺激的接受程度。

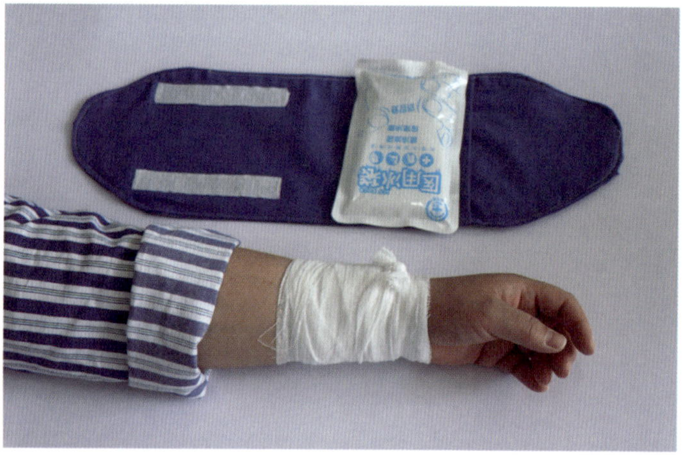

2

捏破冰袋的里袋。

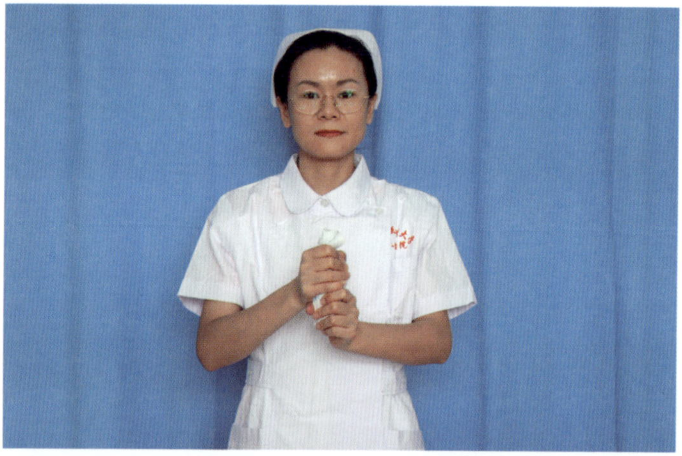

3

上下抖动，让水和蓄冷剂充分混合。

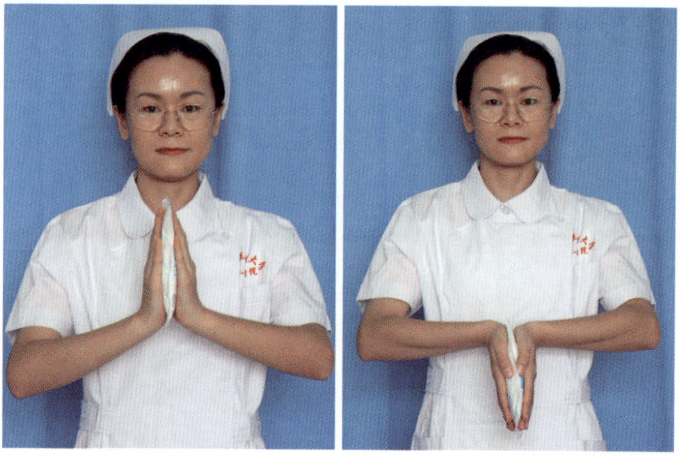

4

将冰袋放于冷敷袋中。

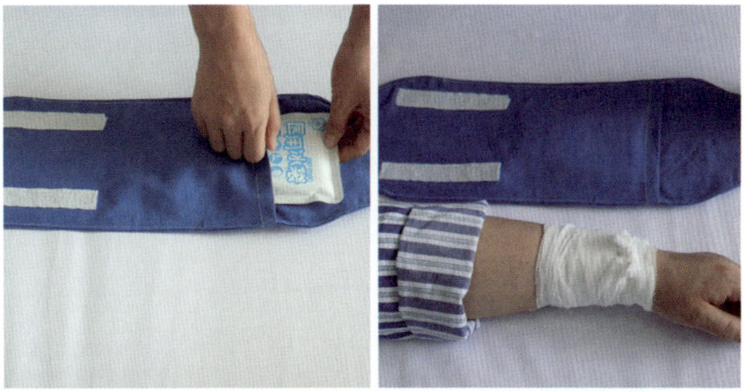

5

将备好的冰袋固定在需要冷敷的位置（以腕关节冷敷为例）。

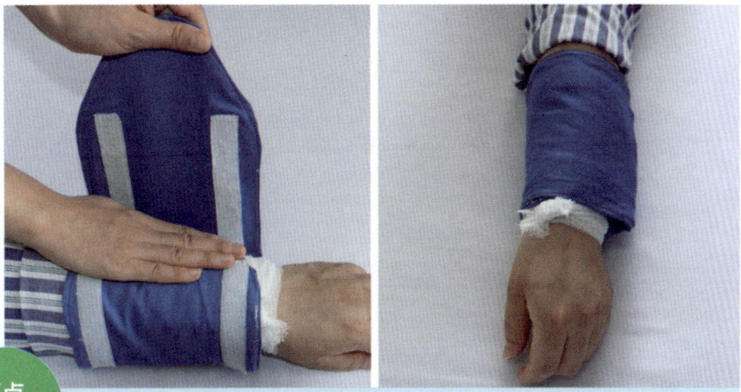

要点提示

- 评估冰袋放置位置是否适宜，特别要注意避开绷带打结处，以免皮肤受压。
- 冷敷时间为 15 ~ 20 min，以免发生冷伤害。

第十节 协助脊髓损伤患者坐起护理关键技术流程

一、目的

1. 定时协助患者变换体位，使肢体的伸肌和屈肌张力达到平衡，预防压疮、坠积性肺炎、肌肉痉挛等并发症的发生。
2. 进行体位转移训练，协助瘫痪患者独立完成各项日常生活活动，从而提高其生活质量。

二、适应证

1. 长期卧床患者。
2. 脊髓损伤、脑血管意外、脑外伤、小儿麻痹后遗症等运动神经元损伤后，肢体部分或完全瘫痪，完成转移动作相关的关键肌肌力达到 2 级或者 3 级患者。

三、禁忌证

1. 生命体征不稳定的患者。
2. 认知功能障碍的患者。
3. 关键肌肌力不足的患者。

四、关键技术操作流程图解

1

患者仰卧位，双上肢自然放于身体两侧。

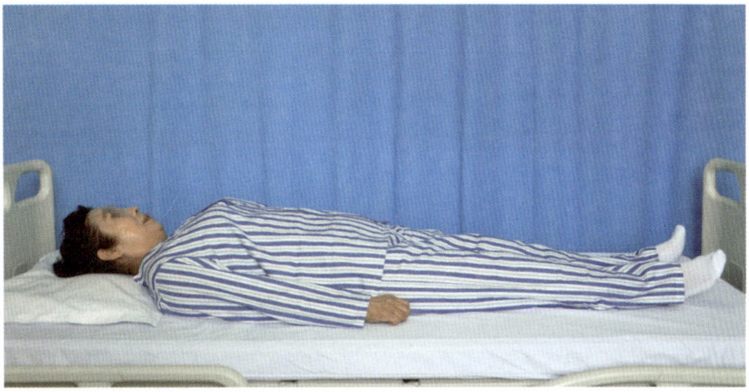

2

护士缓慢摇起床面，协助患者半卧位。

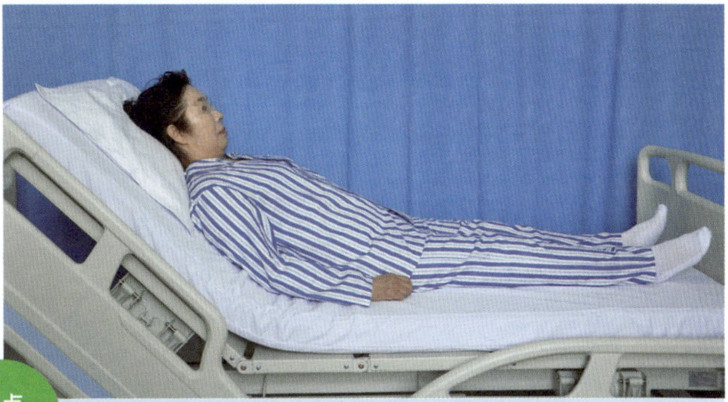

要点提示

- 患者早期行坐位训练时，为避免体位性低血压的发生，应使用靠背床或摇床辅助坐起。
- 训练应循序渐进，通过逐步增加训练角度来训练患者坐起，一般 2 周左右可以完全坐起。

3

护士嘱患者双侧肘关节屈曲，支撑于床面。

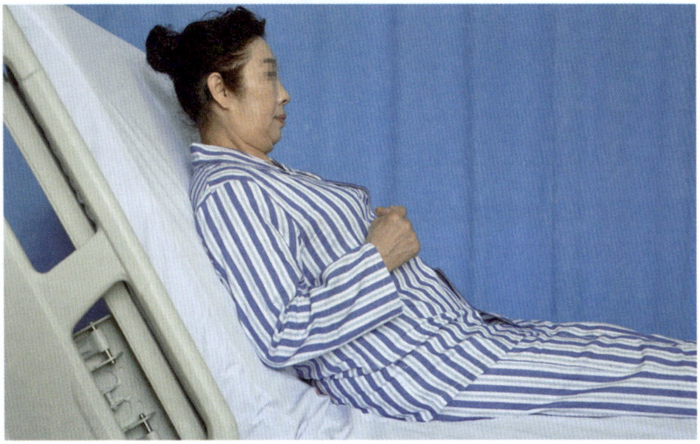

4

患者利用双肘的力量支撑抬起上身，护士站在患者侧前方，用一只手扶托患者肩部，另一只手从腋下伸向背部，双手同时向上抱起患者。

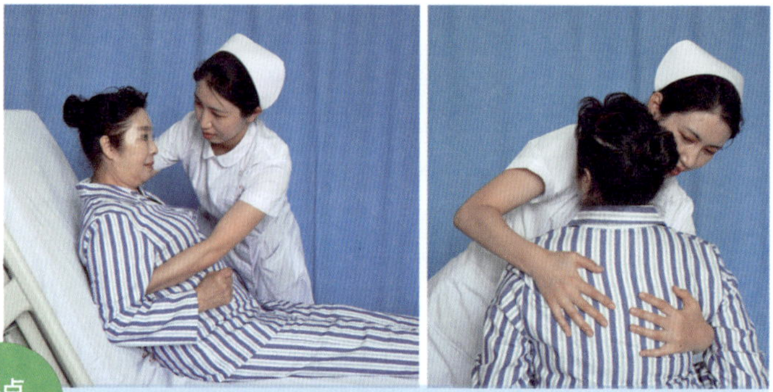

要点提示

- 护士位于患者左侧协助患者时，护士的左手应从患者右侧腋下穿过，右手通过患者左肩部，双手手掌托住患者双侧肩胛骨，向上牵拉，以保证搬移动作的稳定性。
- 护士应位于患者的重心附近，双手固定在相应位置后，嘱患者同时用力，避免滑脱。

5

在护士的保护下，患者用双手掌撑住床面，支撑身体坐起。

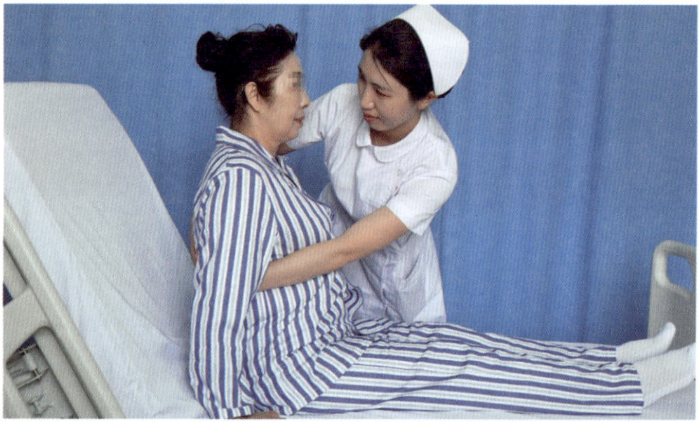

6

护士协助患者调整坐姿，将双侧床档抬起，患者双手紧握床档扶手，保持舒适坐位。

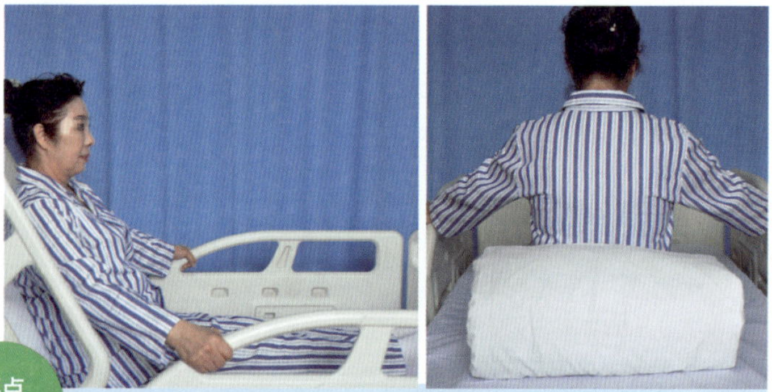

要点提示

护士在协助患者坐起后，给予妥善的力量支撑，可用叠好的棉被或枕头支撑患者腰背部，同时将床档扶起，嘱患者扶好，避免患者向后摔倒。

第2章

常用支具

第一节 可调式防旋转鞋使用护理关键技术流程

一、目的

1. 使患者下肢肢体保持功能位置，避免假体脱位。
2. 预防髋关节术后发生外旋、内旋。
3. 预防患肢发生垂足畸形。

二、适应证

1. 人工髋关节置换术后、膝关节置换术后。
2. 股骨粗隆间骨折术后。
3. 股骨颈骨折术后。
4. 腓总神经损伤术后。
5. 股骨干骨折和胫骨平台骨折术后。

三、禁忌证

1. 足踝部外伤、皮肤破损患者。
2. 跟骨牵引患者。
3. 足踝部佩戴引流装置的患者。

四、关键技术操作流程图解

1

检查可调式防旋转鞋调节旋钮功能是否正常。

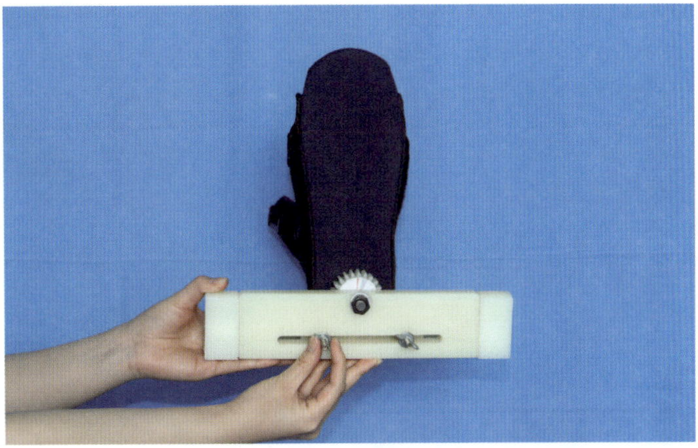

2

协助患者取仰卧位，评估足踝部皮肤情况，有无破损，有无红、肿、硬结，有无神经损伤，以及局部血液循环情况。协助患者做穿鞋前准备。

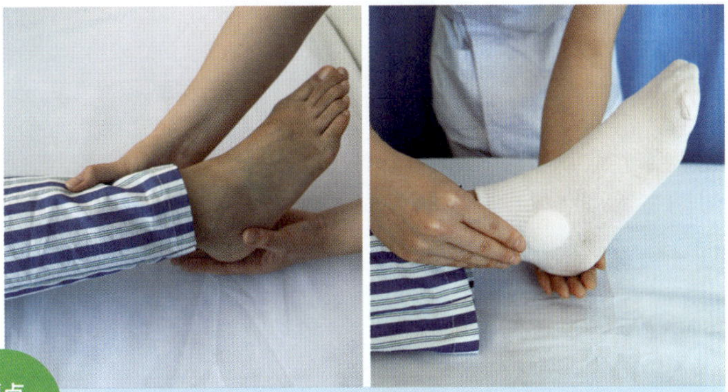

要点提示

协助患者穿棉袜，对于消瘦患者，应给予骨突处贴减压辅料。

3

松开可调式防旋转鞋鞋带。

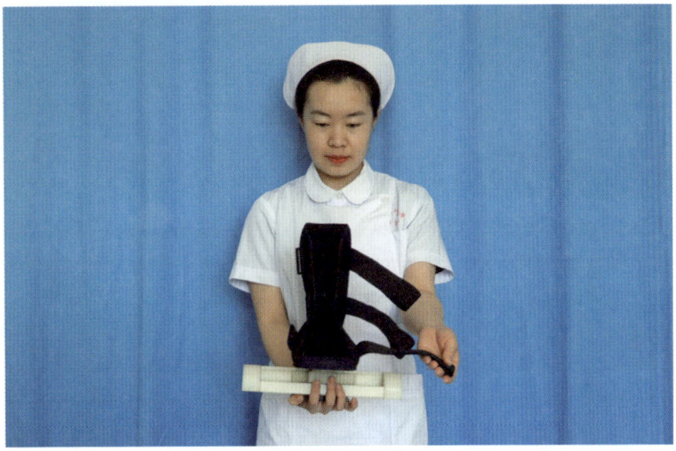

4

协助患者穿戴可调式防旋转鞋。

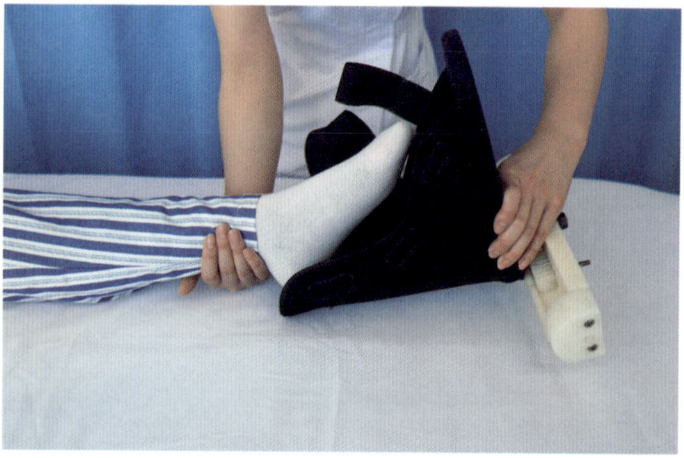

5

根据患者足型妥善固定。

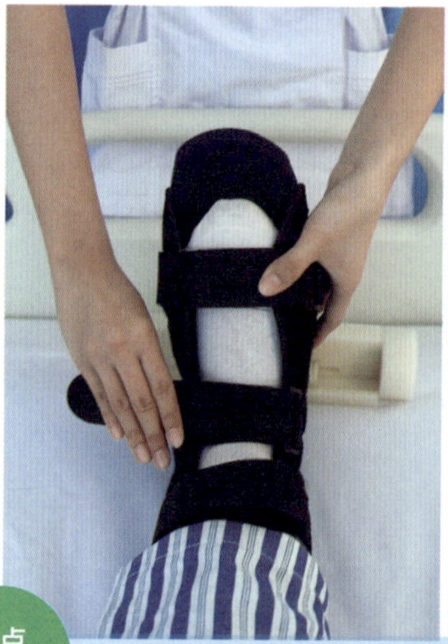

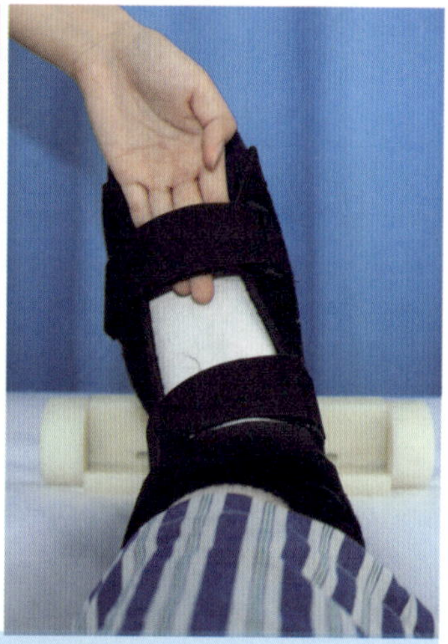

要点提示

每日检查鞋带松紧是否适宜，以能放入四指为宜。

6

根据病情需要，遵医嘱调节可调式防旋转鞋角度。

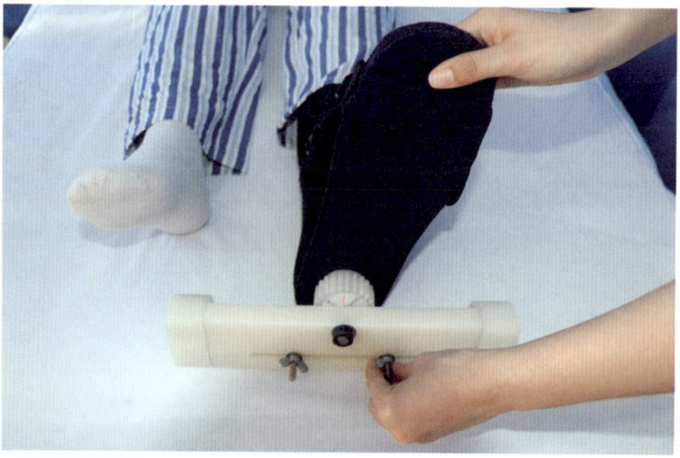

第二节 小儿枕颌吊带牵引约束护理关键技术流程

一、目的

纠正寰枢椎半脱位，提供寰枢关节复位后的暂时稳定，防止再脱位。

二、适应证

治疗寰枢椎旋转半脱位以及部分颈椎骨折。

三、禁忌证

1. 因结核、肿瘤等使颈椎骨质有破坏者，或有骨质疏松症状的患儿。
2. 癫痫患儿、严重精神障碍及传染病患儿。
3. 严重的颈椎失稳或椎体骨折。

四、关键技术操作流程图解

1

将枕颌吊带佩戴于患儿头部。

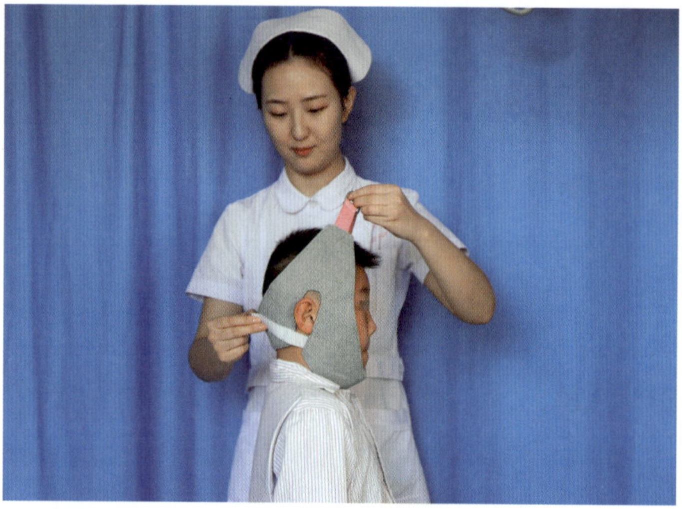

2

患儿取平卧位，穿约束马甲。约束马甲肩部、身侧沿虚线缝制固定于床单上。

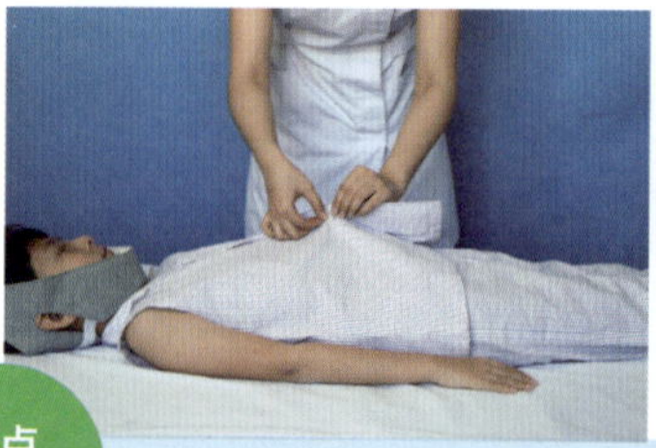

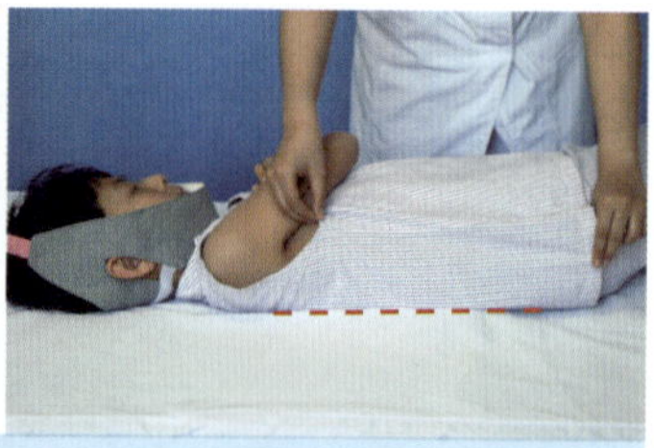

要点提示

当患儿配合时可不穿马甲约束，不能配合或熟睡时使用马甲约束。

3

连接牵引绳、钩。

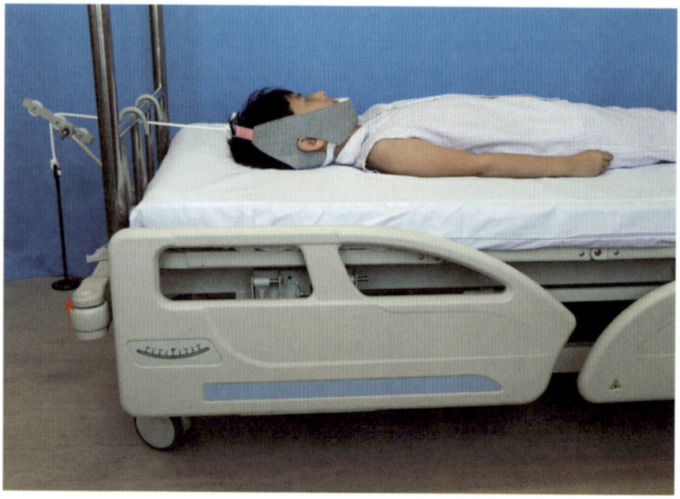

4

放置秤砣。

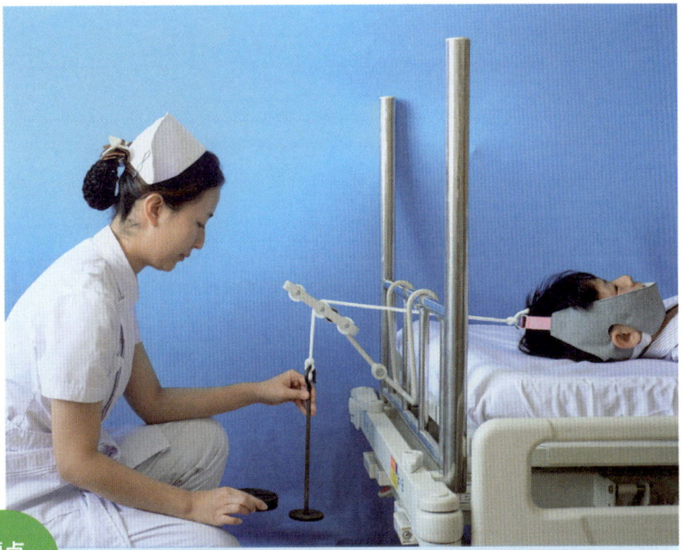

要点提示

正确牵引体位为头部制动，牵引力线与身体纵轴一致，避免秤砣与地面接触。

5

下颌处放置棉质布巾以避免压力性损伤。

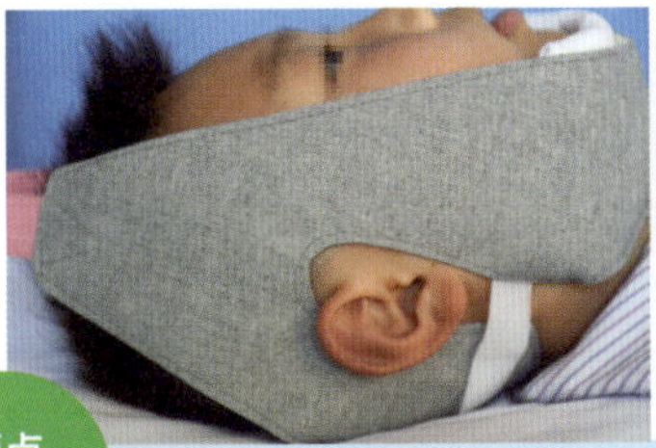

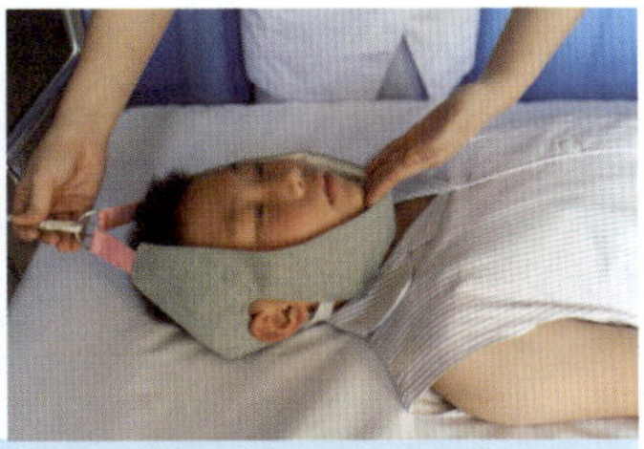

要点提示

枕颌吊带大小合适。定时按摩下颌、枕骨、耳郭等长期受压处。如被枕颌吊带卡压，应及时按患儿耳型修剪吊带边缘，将外耳充分暴露。

6

患儿大小便时，取下秤砣，臀下放置便盆。

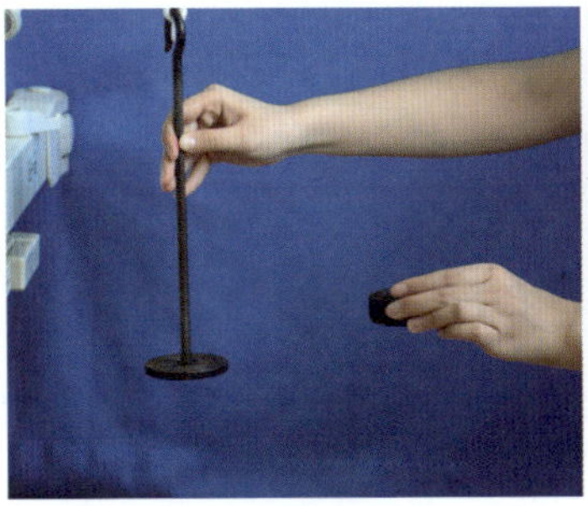

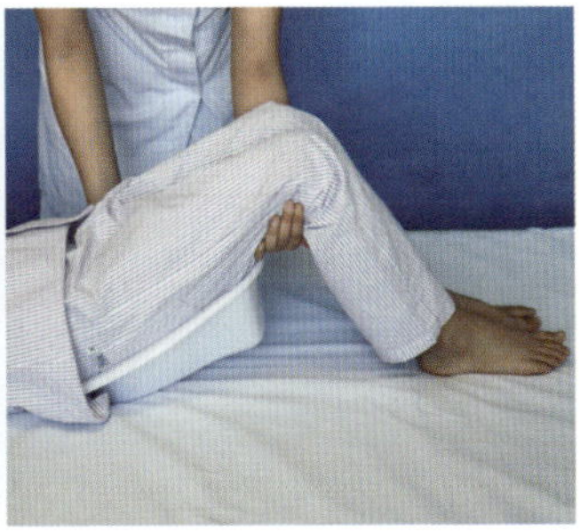

第三节 助行器使用护理关键技术流程

一、目的

1. 加强患者行走的稳定性，预防患者跌倒。
2. 提高生活自理能力，改善生活质量。
3. 提高运动功能，减少并发症。
4. 节省人力资源，减轻照顾者的负担。

二、适应证

1. 偏瘫。
2. 下肢肌力减弱（第 10 胸椎以下完全截瘫或部分高位截瘫）。
3. 下肢骨与关节病变（骨性关节炎、下肢骨折、骨质疏松或半月板切除）。
4. 关节置换术后。

三、禁忌证

1. 上肢活动受限或肌力不足以支撑使用助行器的患者。
2. 患有其他神经、精神功能障碍导致无法使用助行器的患者。

四、关键技术操作流程图解

1

评估助行器。检查各部位零件及胶套有无松动，根据患者身高调节助行器高度。

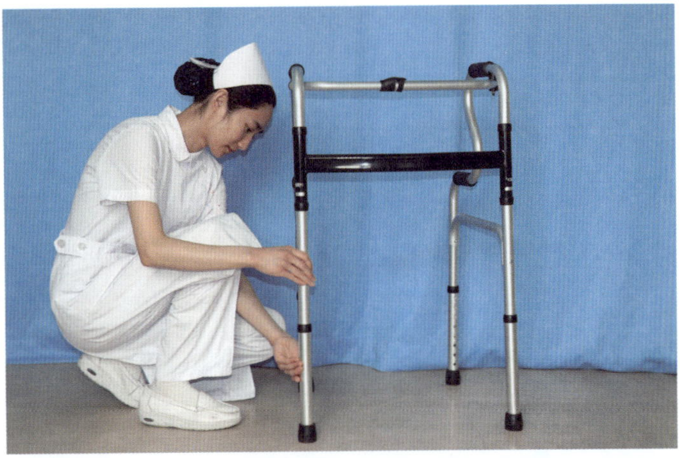

2

将助行器放于患者正前方。

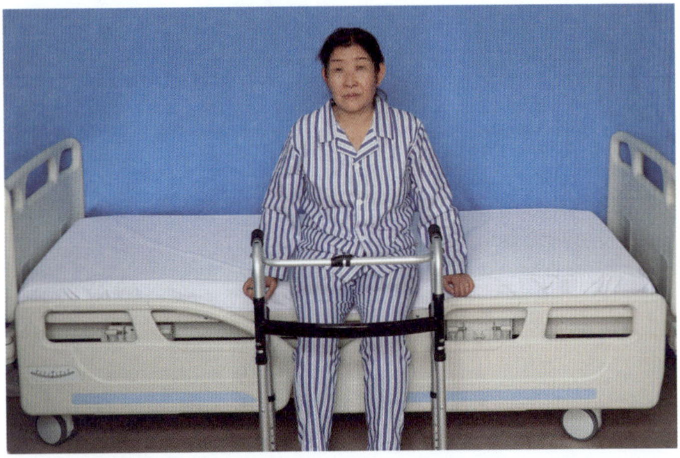

3

（以左侧患肢为例）健侧手放在助行器扶手上，患侧手支撑床面，臀部向前移动，重心向前，双膝微屈，站起。

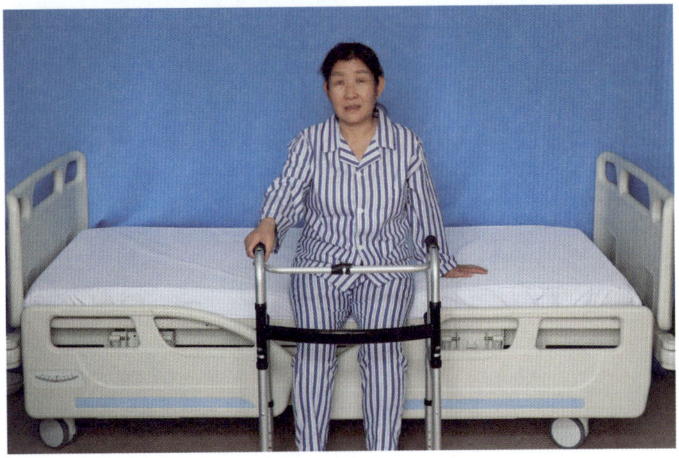

4

原地站立，双手扶助行器。

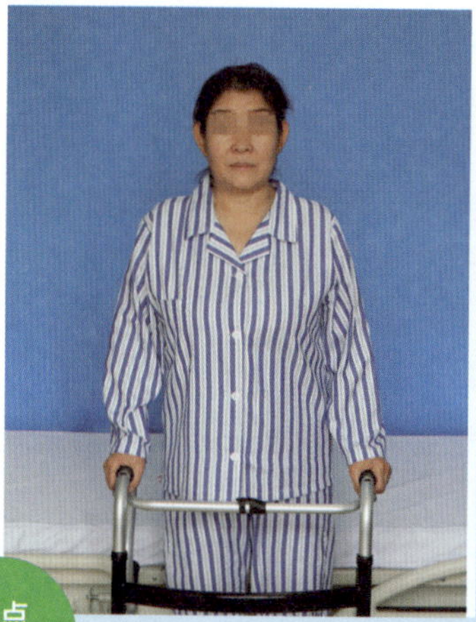

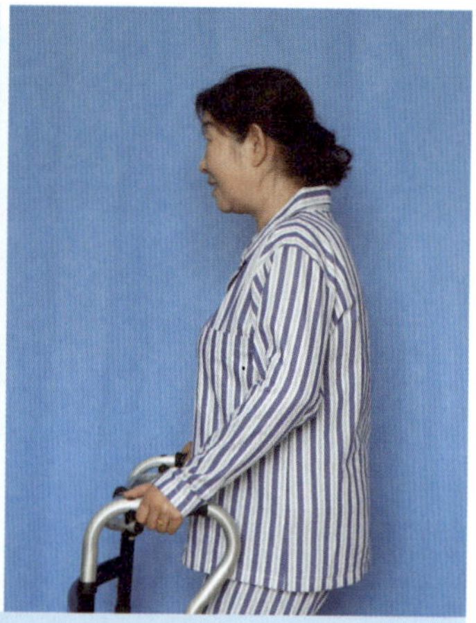

要点提示

患者直立，双手握住助行器扶手，肘关节屈曲 15° ~ 30° ，此时的高度为助行器适宜高度。

5

助行器向前移动一步（25 ~ 30 cm）。

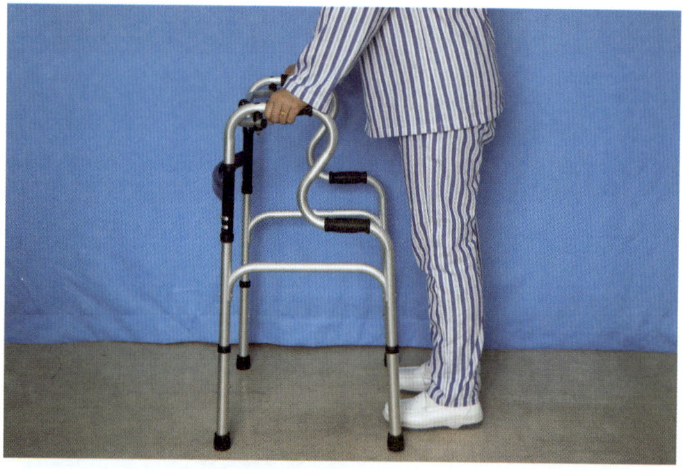

6

患肢向前，约在助行器横向中线的偏后方。

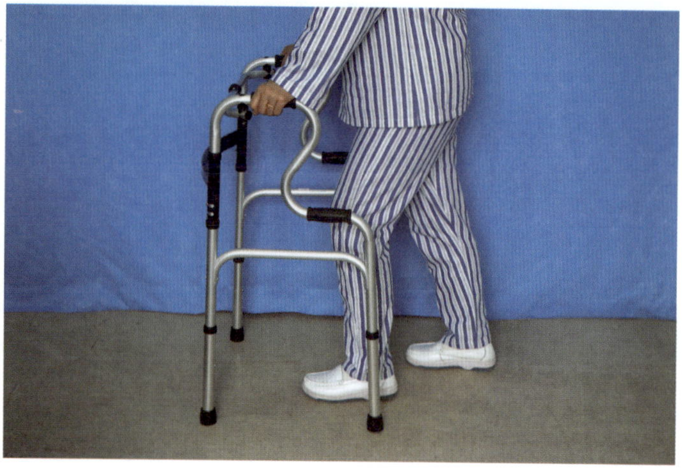

7

健肢向前，与患肢平齐，缓慢向前行走。

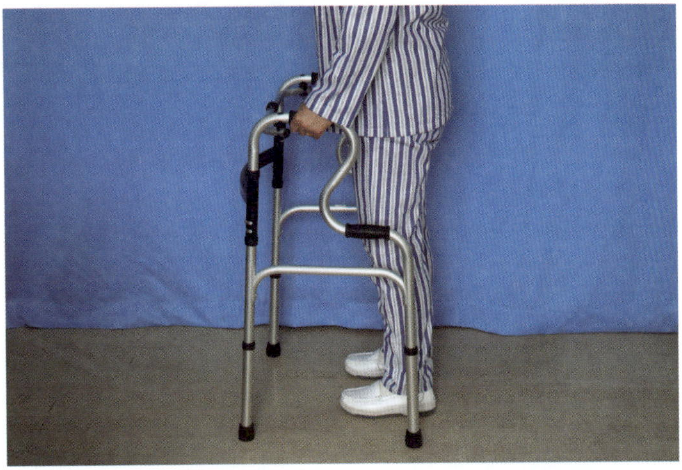

8

步行至床边，向左侧旋转90°，健肢慢慢后移，直至接触床边。

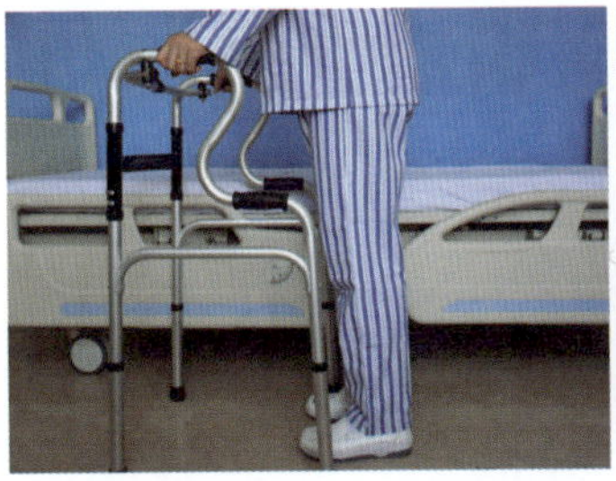

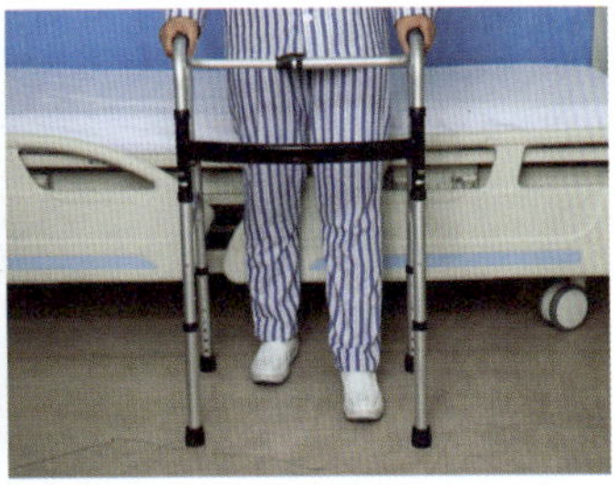

9

健侧手握住助行器扶手，患侧手支撑床面，臀部向后移动，双膝微屈，重心稍后移，慢慢坐下。

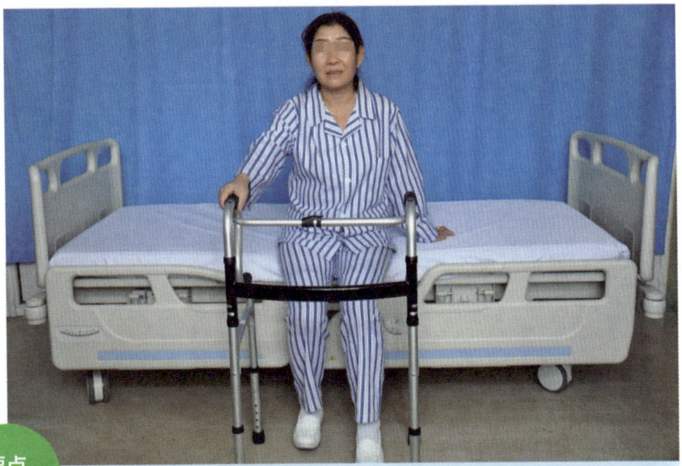

要点提示

- 患者使用助行器行走时，穿长度适宜的裤子及防滑的鞋子。
- 每次行走练习前，床边端坐15～30 min后方可进行，以免因体位性低血压而导致跌倒。

第四节 肩部支具佩戴护理关键技术流程

一、目的

1. 固定患肢。
2. 止痛，缓解肌肉痉挛。
3. 限制肩关节异常活动以改善肢体功能。
4. 减少肢体局部承重，促使病变愈合。

二、适应证

1. 外伤性的肩袖损伤。
2. 老年性肩袖损伤保守治疗半年以上，症状无明显好转时。

三、禁忌证

1. 患者年龄大，不配合支具佩戴时。
2. 各器官功能衰竭。

四、关键技术操作流程图解

1

评估患者，腋枕放在患侧腋下，患肢放在腋枕的斜面上。

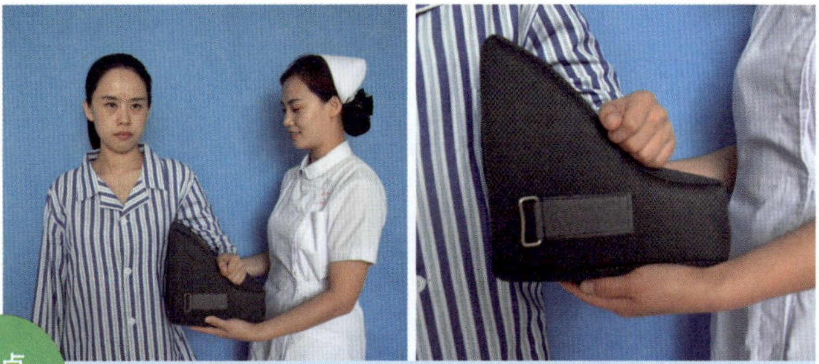

要点提示

腋枕直角边紧贴胸壁，患肢放在斜面上。

2

佩戴腰部束带。

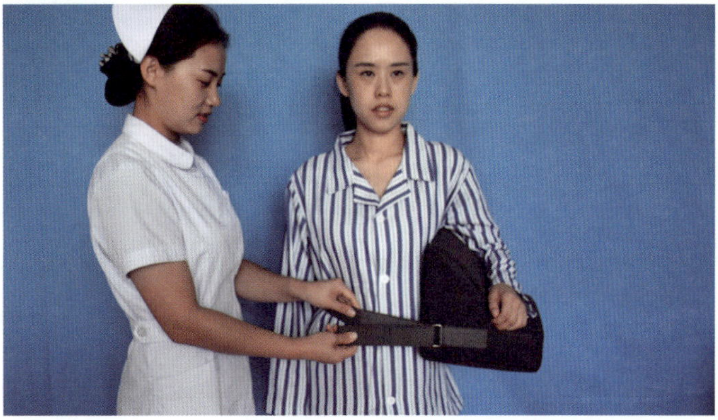

3

佩戴臂兜。

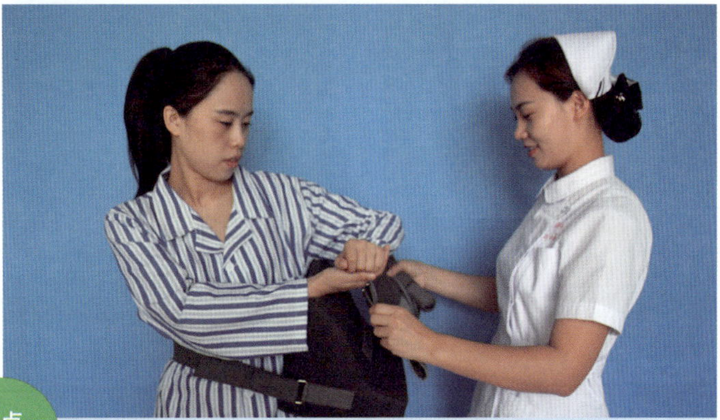

要点提示

臂兜开口一端向前，嘱患者用健肢扶起患肢，上臂与前臂呈 90° 。护士持臂兜靠近腋枕并粘贴于腋枕上后，将患肢置于臂兜内。

4

斜挎颈部吊带。

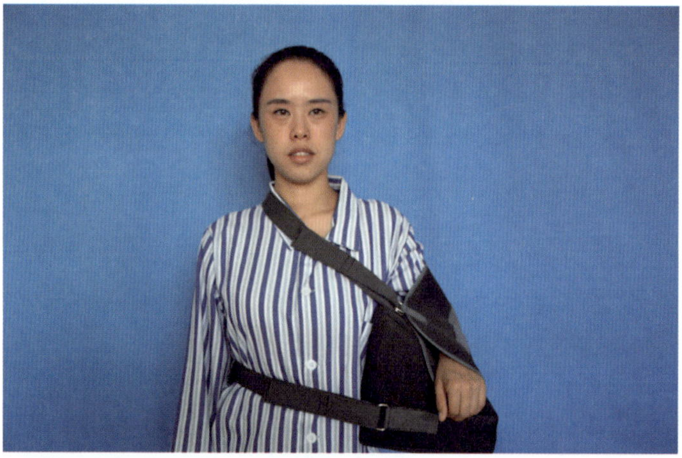

5

护士平举双臂置于患者肩部，通过观察及对比调整患者两侧肩部，使患者两侧肩峰在同一高度。

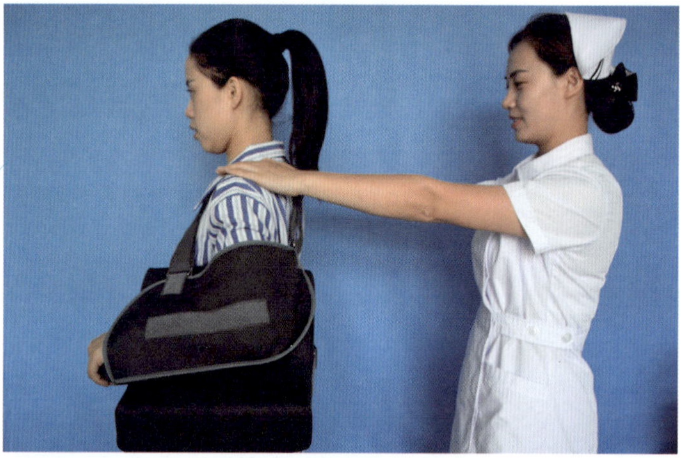

6

调整腋枕位置。

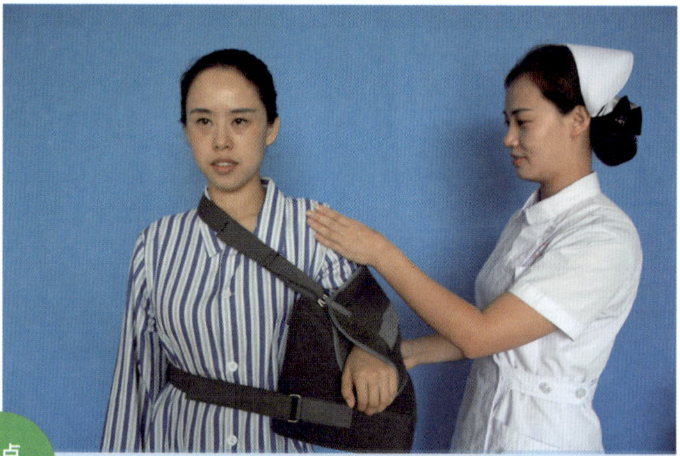

要点提示

腋枕放在患肢腋下，使肩关节呈外展 30° 位、前屈 0° 位，避免肩胛骨旋前。

第五节 手部动力矫形器佩戴护理关键技术流程

一、目的

1. 预防关节畸形僵硬，预防肌腱韧带挛缩。
2. 提高手部肌肉力量，扩大手部活动范围。

二、适应证

1. 手部功能障碍及肌力减弱。
2. 肌腱断裂术后。
3. 尺神经、桡神经、正中神经损伤。
4. 手部烧伤。

三、禁忌证

1. 手部皮肤有破溃或开放性伤口。
2. 手部有皮炎、湿疹等过敏性皮肤病。
3. 手部和上肢肿胀。
4. 手部血液循环障碍。

四、关键技术操作流程图解

1

评估患者及矫形器情况。

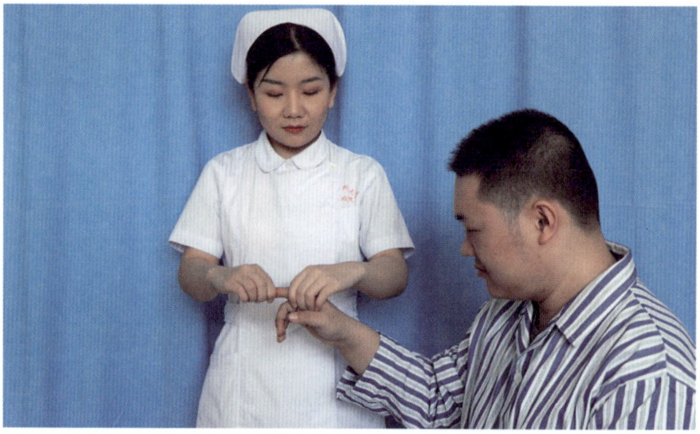

2

以患者右手为例，护士手持矫形器，站在患者的右侧，患者自行将手腕向下套入主架内。

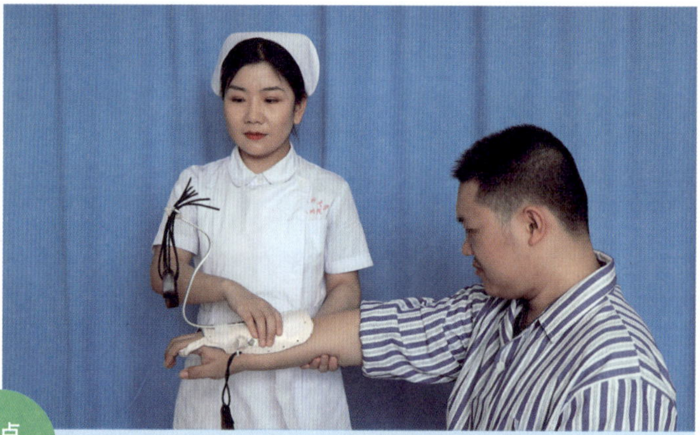

要点提示

矫形器内部可垫软垫，防止压疮。

3

用粘贴带将手臂与主架固定牢固。

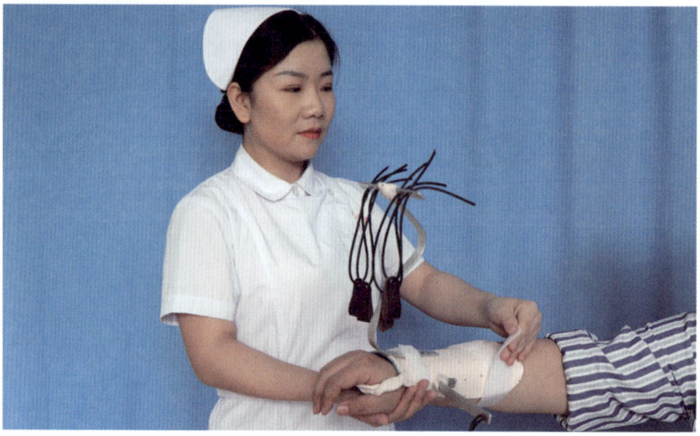

4

护士协助患者将指套圈分别套在示指、中指、环指、小指和拇指上。

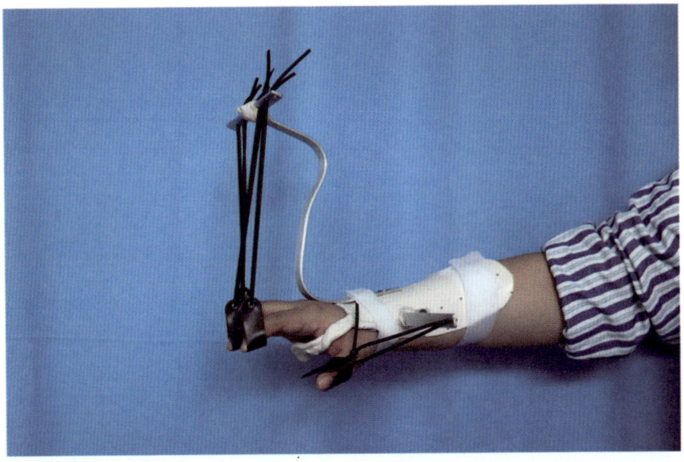

5

指导患者活动各手指关节，根据患者的需要调整动力装置，让患者感到舒适。

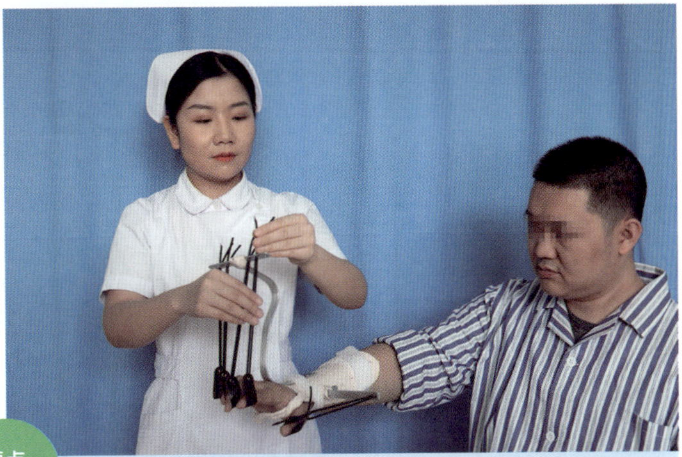

要点提示

- 告知患者在佩戴矫形器期间应密切观察末梢血运。如皮肤颜色发生变化，应随时报告护士。
- 根据患者病情，遵医嘱调整佩戴时间。告知患者日间、夜间休息前均可佩戴，每佩戴 40 min 取下矫形器或放松牵引装置，休息 10 min 后再次佩戴。
- 告知患者定期维护与检查矫形器，其不可受压，应妥善靠墙立放或横放，并将其放置在常温下。

第3章

功能锻炼

第一节 腰背肌四点支撑锻炼护理关键技术流程

一、目的

1. 巩固手术的治疗效果，促进术后早日恢复。
2. 加强腰椎稳定性，有助于减缓脊柱退变的速度。
3. 加快腰部功能的恢复。
4. 增强腰背肌力量，缓解腰背部疼痛。

二、适应证

1. 适用于腰肌劳损人群的症状缓解。
2. 适用于腰椎骨折术后、腰椎融合术后患者的康复锻炼。

三、禁忌证

1. 手术创伤较大、恢复周期较长的术后患者。
2. 不能自主活动，需长期卧床的高龄患者。
3. 下肢肌力差或瘫痪者。

四、关键技术操作流程图解

1

患者仰卧或侧卧，护士协助取下护具。患者手掌及双膝支撑床面与肩同宽，面部朝向床面。

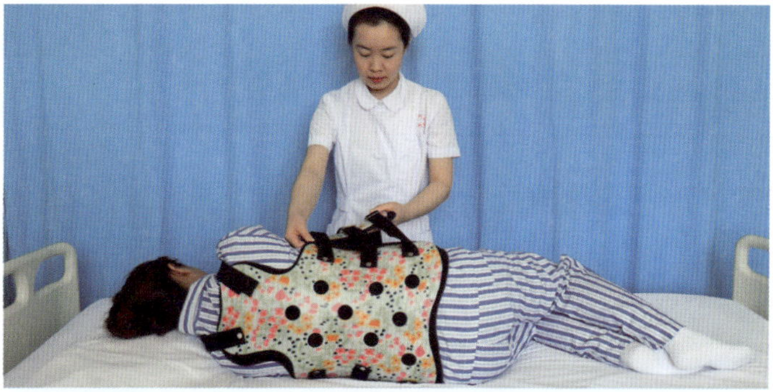

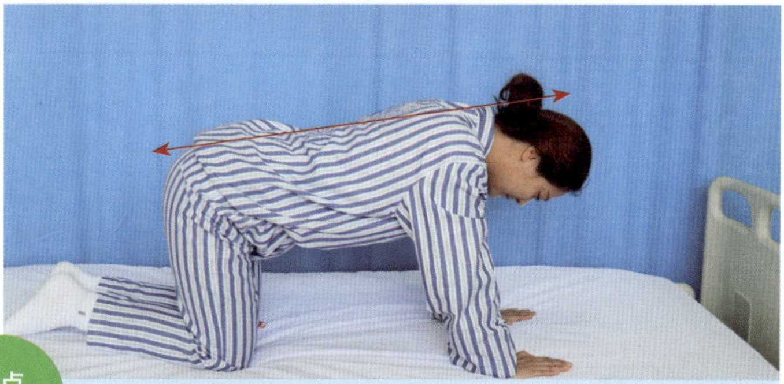

要点提示

- 切忌腰背部受力时取下护具。
- 尽量保持四肢与床面角度垂直。头、颈、胸、腰为一条直线，基本与床面平行，保持脊柱平衡并处于中正、中立的位置。

2

右上肢与左下肢同时缓慢抬起，维持5 s，缓慢放下；然后是左上肢与右下肢抬起、放下。两侧交替进行。

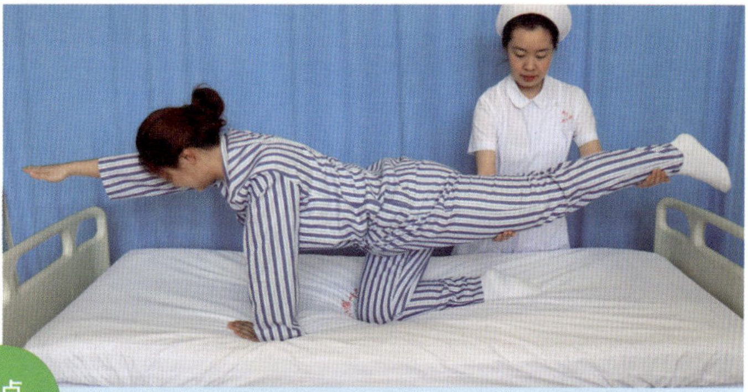

要点提示

- 禁忌仰头和动作过猛。患者可根据自身情况调整上、下肢抬高角度，但动作要适度，可在他人辅助下完成。
- 保证脊柱在同一条直线上。防止患者坠床。

3

同时向外侧移动一侧手臂（手心向下）和对侧下肢，维持5 s，缓慢放下。

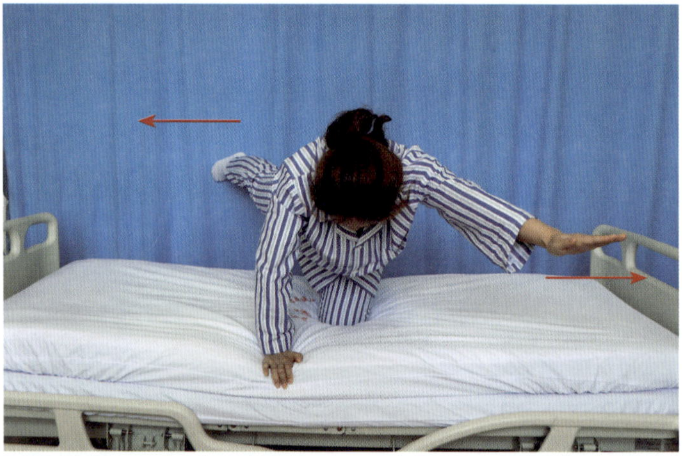

4

保持上图手臂和腿的姿势，对侧手臂向同侧、外侧、上方移动，类似画正方形图形，放下已抬起的上、下肢，再次换用另一侧重复动作，动作缓慢稳定，交替重复10次/组。

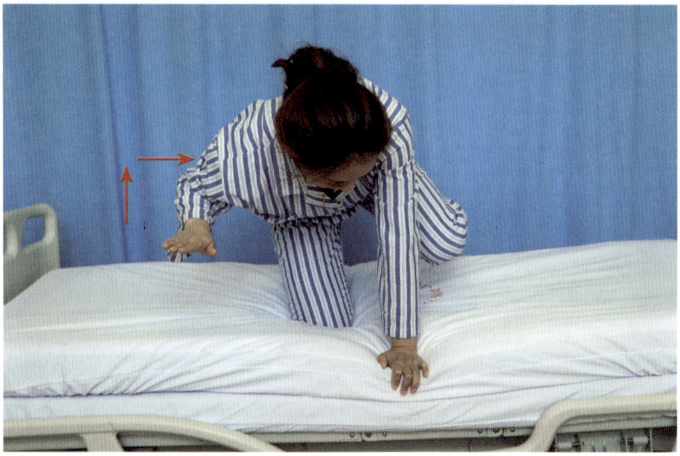

第二节 腰椎间盘突出术后神经根滑动锻炼护理关键技术流程

一、目的

防止腰椎间盘突出术后神经根粘连。

二、适应证

腰椎间盘突出术后（髓核摘除术、植骨融合术等）。

三、禁忌证

1. 手术创伤较大，不适于做活动幅度较大的患者。
2. 严重心肺功能不全、无法耐受的患者。

四、关键技术操作流程图解

1

患者取仰卧位，双腿自然放松。

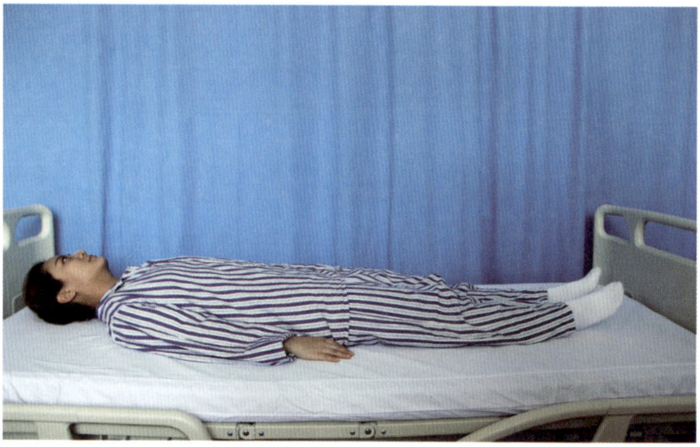

2

一侧下肢伸直，足尖向上勾，另一侧屈曲。

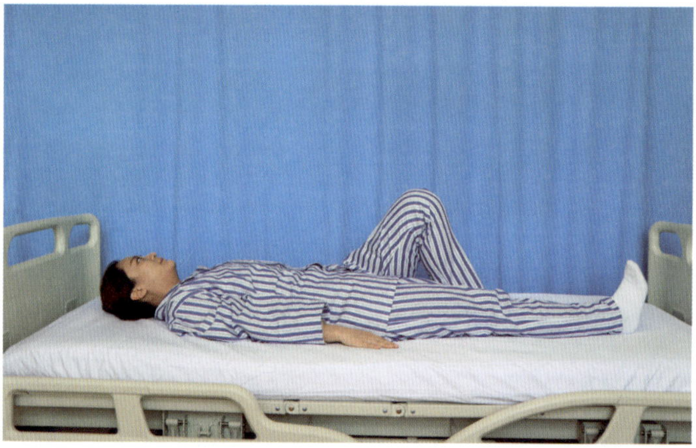

3

伸直的下肢缓慢抬高，另一侧保持不动，反复交替。

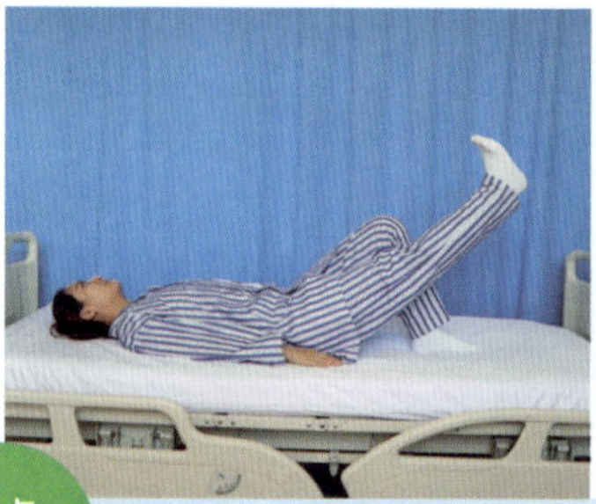

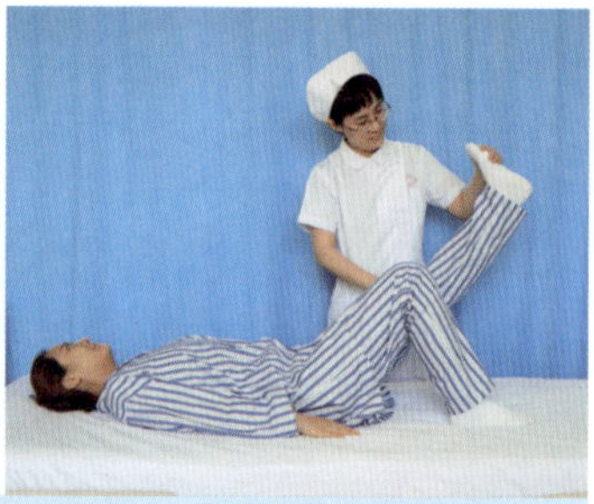

要点提示

- 患者抬腿时，护士双手可抱住大腿根部或请他人协助，以维持直腿抬高时间。
- 抬腿过程中，保持腰部不离开床面，腿部活动度不超过 90°。

4

腰神经锻炼：取坐立位，双腿自然下垂。

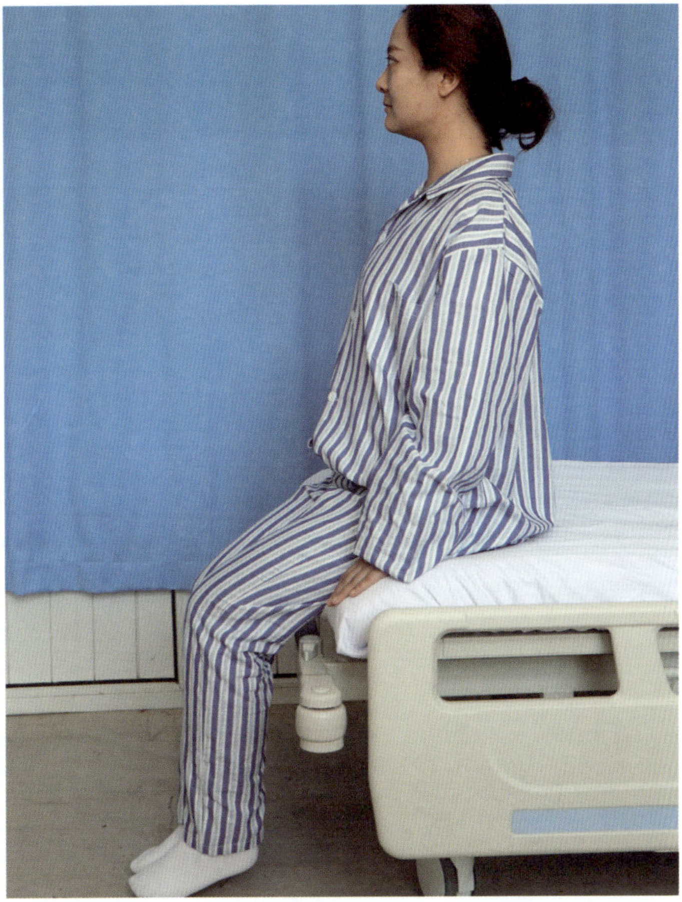

5

单腿膝盖伸直，足背绷紧。绷直足尖向上勾，抬头，眼睛向上看。

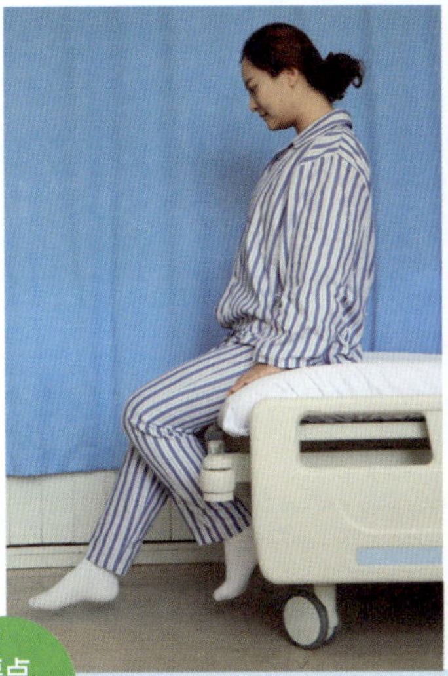

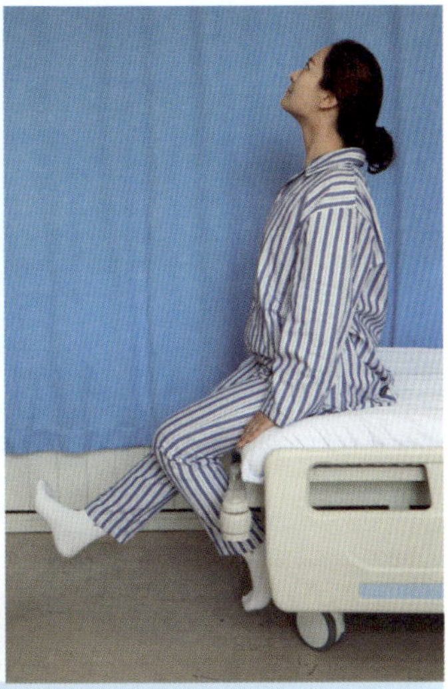

要点提示

抬头与脚尖勾起两个动作需要同步完成。

第三节 踝关节骨折术后功能锻炼护理关键技术流程

一、目的

1. 促进血液循环，加快骨折愈合。
2. 恢复关节功能，防止关节挛缩、肌肉僵硬等并发症的发生。

二、适应证

1. 踝关节骨折、脱位、损伤。
2. 踝关节僵硬。
3. 踝关节术后。

三、禁忌证

1. 各种原因导致的踝关节功能不稳定者。
2. 踝部骨折未愈合又未行内固定者。

四、关键技术操作流程图解

1

跖屈被动练习：护士协助患足脚尖向下压，保持 10 s，与床面呈 40°~50° 。

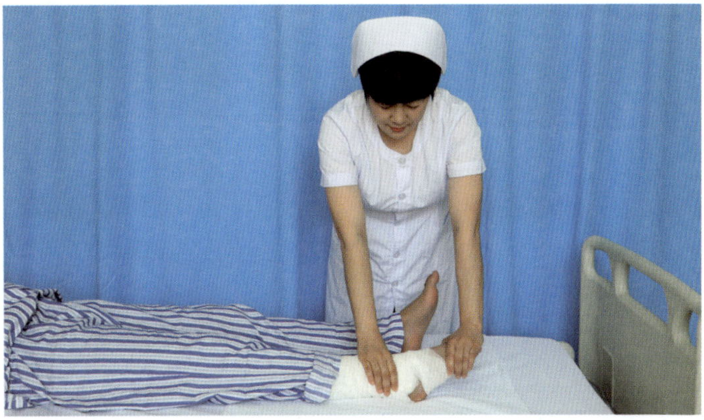

2

跖屈主动练习：患者跪在床上，臀部自然向足部下压。

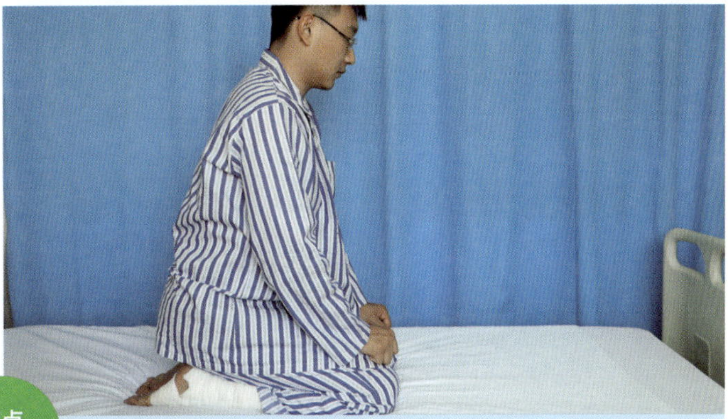

要点提示

跖屈主动练习时注意活动范围及活动强度，以患者不感到疲惫为宜。

3

背伸被动练习。

练习一：协助患者将脚尖向上勾，保持 10 s，呈 20°~ 30° 。

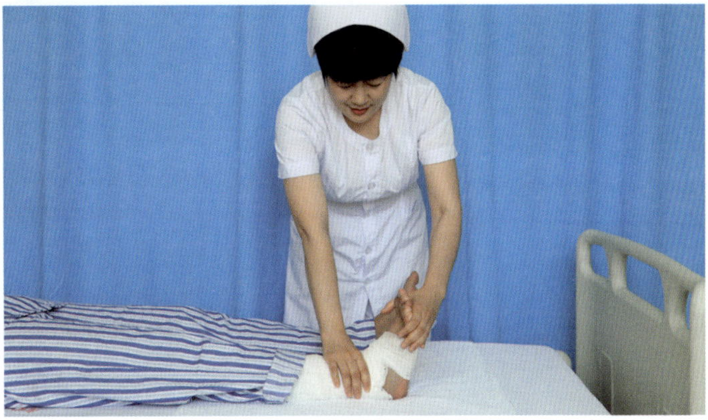

练习二：利用毛巾或长条带做牵拉，两手抓住毛巾的两端，毛巾或长条带套在患者前脚掌，向后拉。

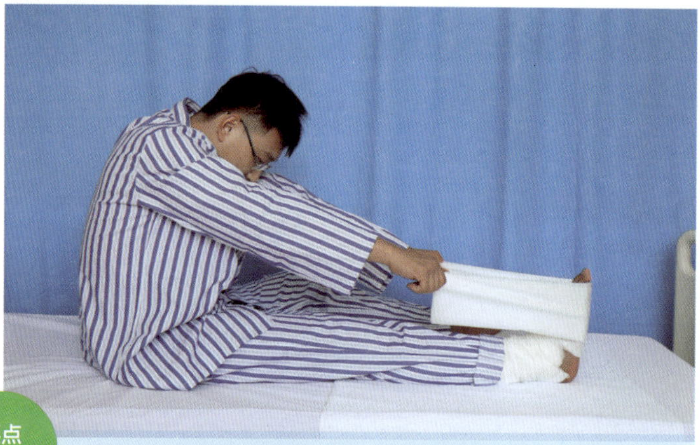

要点提示

背伸被动练习时绷紧股二头肌，使其达到背伸最大限度，然后放松，练习时间以不感到疲惫为宜。

4

内翻：在跷二郎腿的姿势下，用手进行内翻牵拉，每组保持10 s，每次5组。

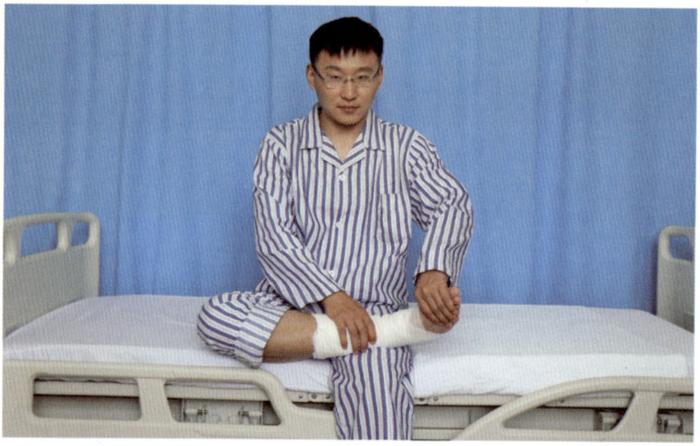

5

外翻：在跷二郎腿的姿势下，用手进行外翻牵拉，每组保持10 s，每次5组。

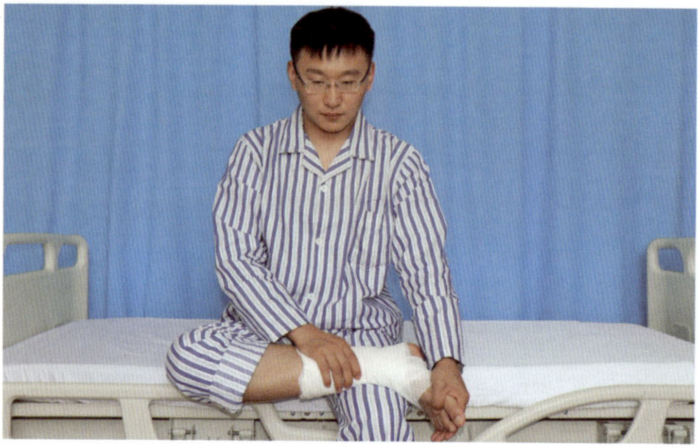

6

旋转：以踝关节为中心，脚尖带动足背做360° 环绕，尽量保持动作幅度最大。

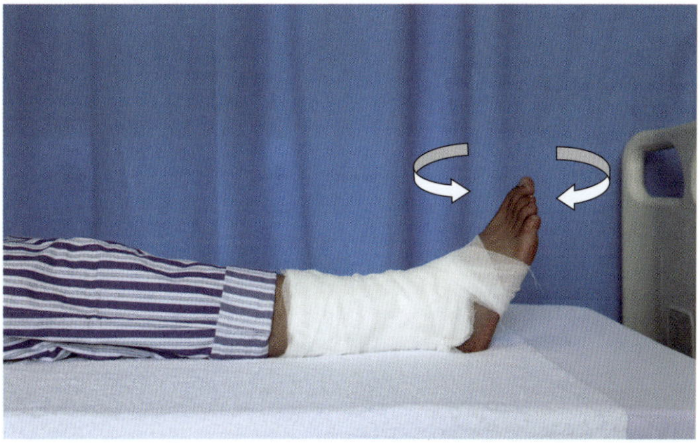

7

冰敷：在进行功能锻炼之后，利用冰袋进行冰敷。

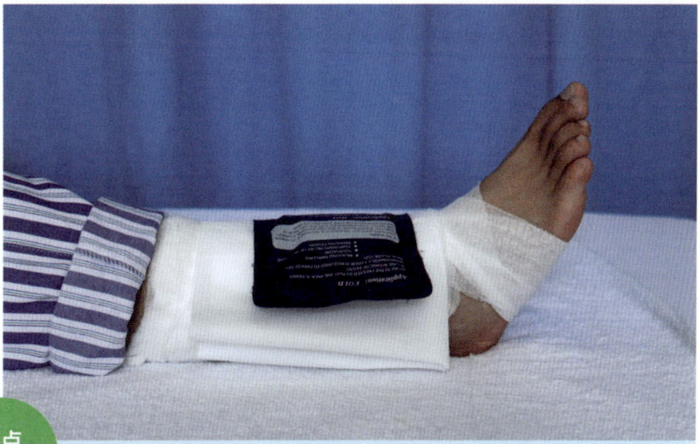

要点提示

冰袋冰敷每次 20 min，每日冰敷 2 次为宜，以免冻伤皮肤。

第四节　踇外翻 F 术式截骨术后功能锻炼护理关键技术流程

一、目的

1. 促进血液循环，促进骨愈合。
2. 改善肌肉的肌力和耐力，预防失用性肌萎缩。
3. 促进肢体功能的恢复，预防并发症的发生。

二、适应证

踇外翻 F 术式截骨术后。

三、禁忌证

1. 跖趾关节融合术后。
2. 踇长伸肌腱延长术后。

四、关键技术操作流程图解

1

踝关节的跖屈运动，脚尖尽力向上勾，保持10 s左右。

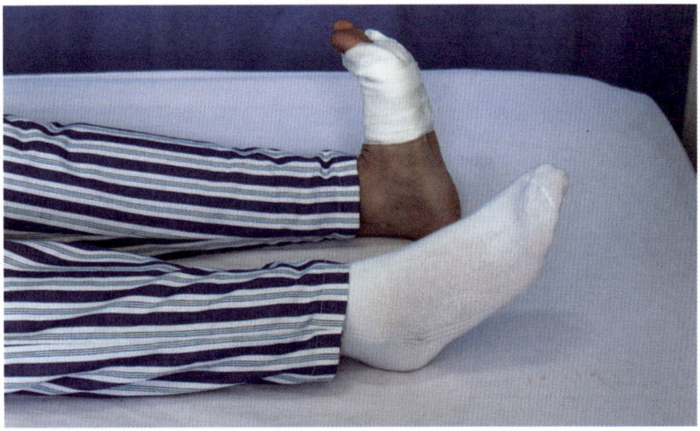

2

踝关节的背屈运动，脚尖尽力向下踩，保持10 s左右。

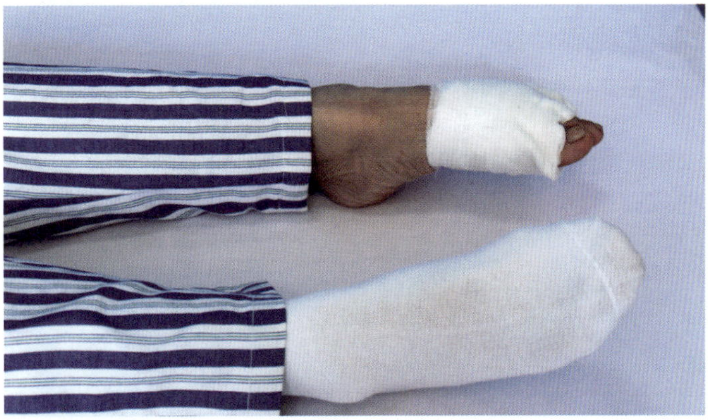

3

做直腿抬高运动，平躺在床上，抬高下肢，不超过70°，使股四头肌收缩，每次维持30 s，再慢慢放下。

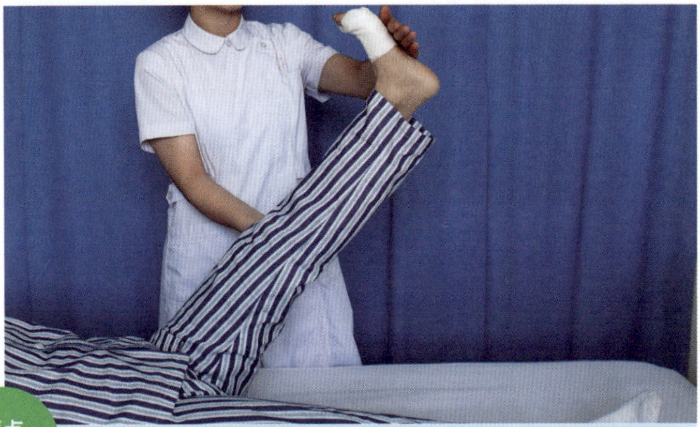

要点提示

协助患者屈曲踝关节呈 90°，伸膝屈髋进行直腿抬高≤70°，维持 30 s，每日 2 次。

4

膝关节屈曲至90°，活动膝关节和髋关节。

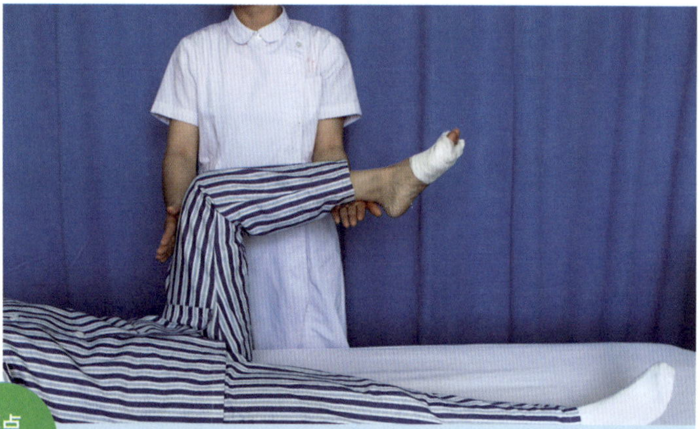

要点提示

膝关节屈曲至 90°，使股四头肌收缩，防止肌肉萎缩及髋关节、膝关节僵直。

5

协助患者使膝关节自然伸直，收缩小腿三头肌。

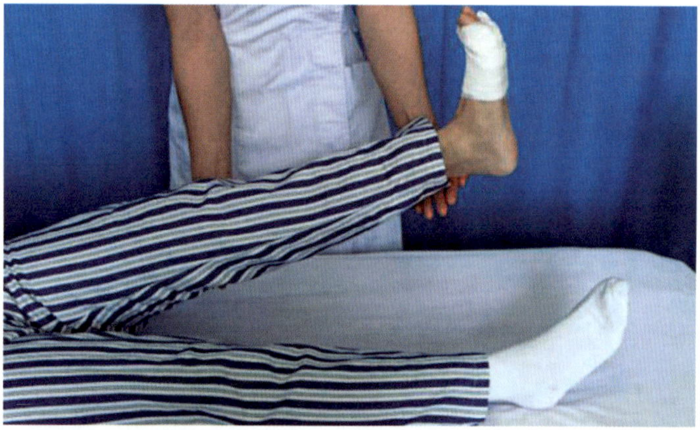

6

跗趾跖趾关节屈伸运动：用示指按压跗趾远端，使第一跖趾关节背伸，维持30 s。

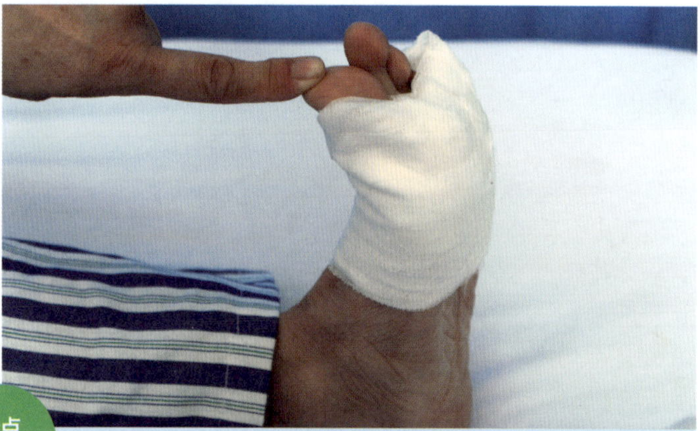

要点提示

伤口无红肿时适当延长锻炼时间，活动角度以患者稍感疼痛为宜，次数以患者耐受为宜。

7

协助患者足跟着地，前脚掌不负重行走。

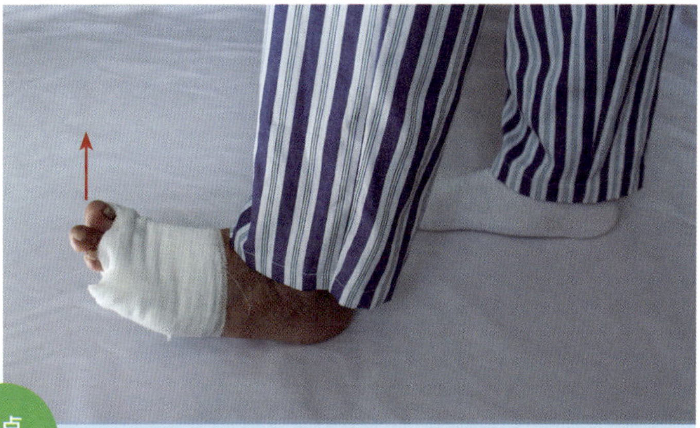

要点提示

足跟不负重行走时间不宜过长，以患者可以耐受为宜，以防肿胀。

第五节 腕关节术后功能锻炼护理关键技术流程

一、目的

1. 预防腕关节处肌肉萎缩、痉挛及粘连。
2. 促进血液循环。
3. 加快和促进腕关节功能恢复。

二、适应证

1. 尺桡骨远端骨折术后康复训练。
2. 腕管综合征术后康复训练。

三、禁忌证

1. 严重骨质疏松。
2. 尺桡关节分离。

四、关键技术操作流程图解

1

腕关节背伸：双手掌相对，指尖向上。

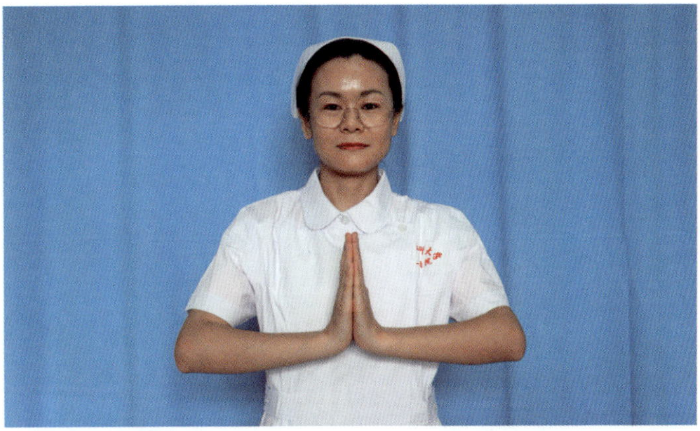

2

腕关节掌屈：双手手背相对，指尖向下。

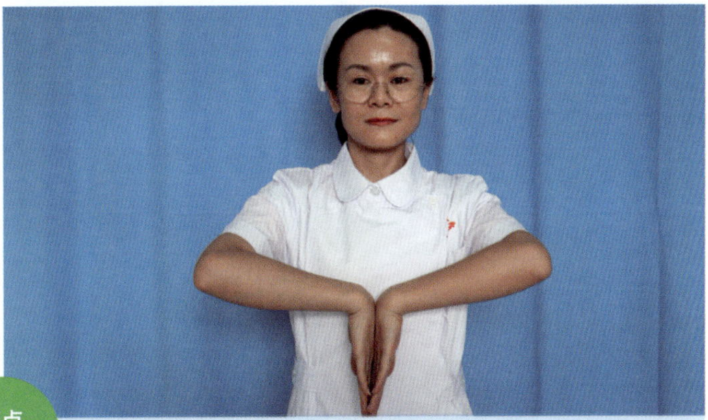

要点提示

腕关节活动锻炼要循序渐进，切忌暴力，以免再次发生损伤。

3

拇指背伸：握拳，翘拇指。

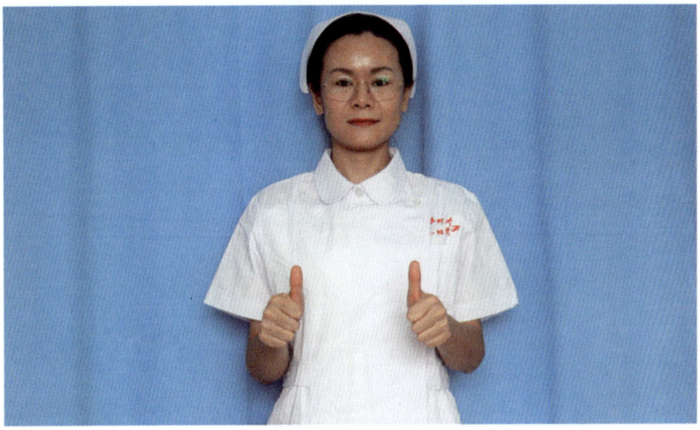

4

前臂旋前旋后：保持拇指背伸状态，屈肘90°，前臂向前，掌心向下向上旋转，内外旋转180°。

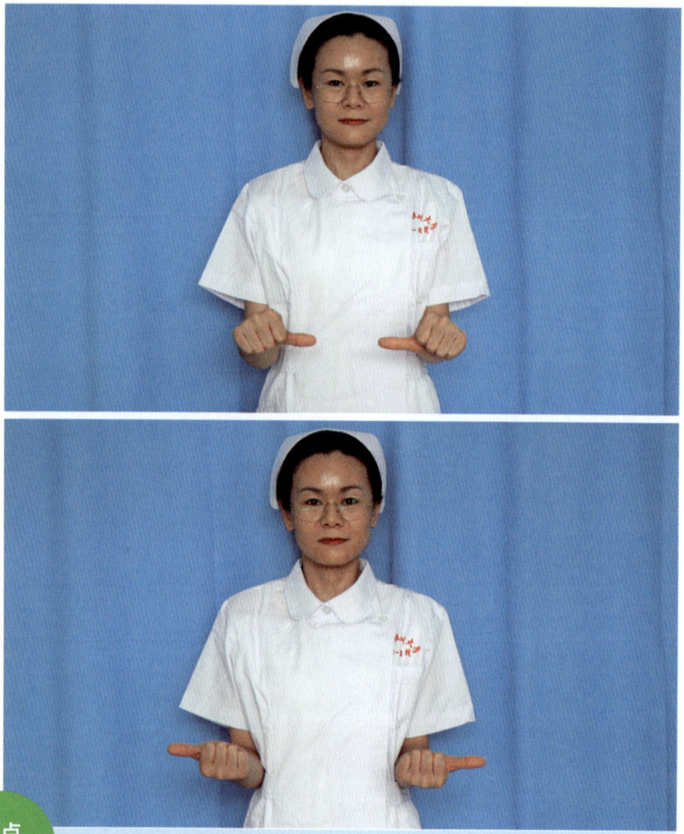

要点提示

- 注意肘关节始终紧贴身体。
- 术后第一日即可练习，活动量及幅度根据患者耐受情况而定，要循序渐进，以不引起患者剧烈疼痛为宜。
- 每个动作达到最大限度时保持 20 s。

第4章

常用仪器

第一节　红外线治疗仪护理关键技术流程

一、目的

1. 缓解肌肉痉挛。
2. 促进组织再生。
3. 消炎、镇痛。
4. 改善局部血液循环。

二、适应证

1. 亚急性及慢性损伤。
2. 无菌性炎症。
3. 关节功能障碍。
4. 神经痛。

三、禁忌证

1. 高热及出血倾向者。
2. 活动性结核。
3. 急性感染性炎症。
4. 严重动脉硬化、动脉阻塞性病变。

四、关键技术操作流程图解

1

评估患者及红外线治疗仪性能。

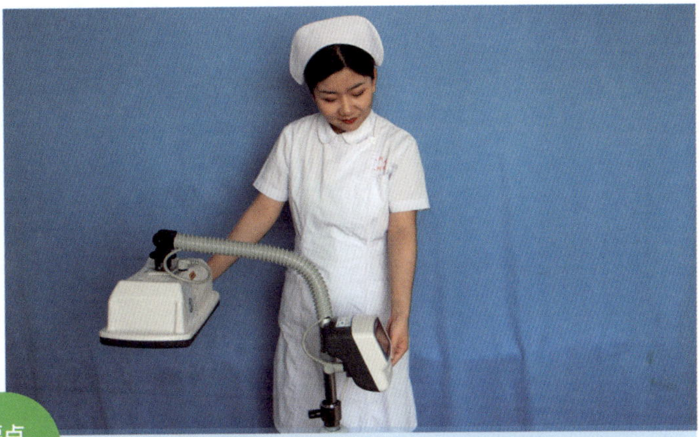

要点提示

首次照射前应询问并检查局部皮肤有无温热感觉障碍及皮炎。

2

向患者进行红外线治疗仪的相关知识宣教。

要点提示

嘱患者在照射期间不要触摸照射头隔离网，以及随意调整照射距离。

3

调节红外线治疗仪照射距离。

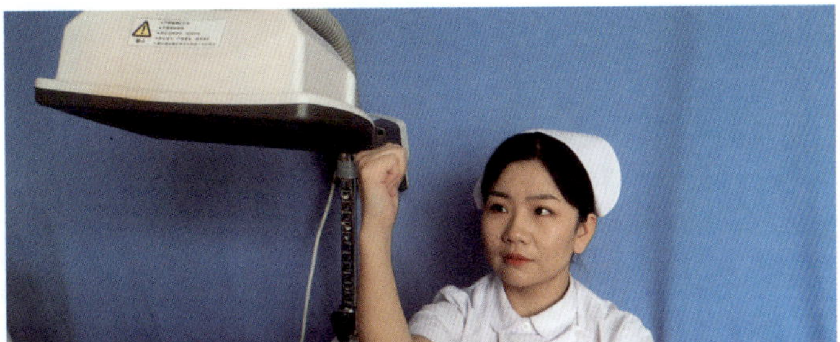

要点提示

治疗仪与照射区皮肤垂直距离为 30 cm。

4

打开红外线治疗仪开关。

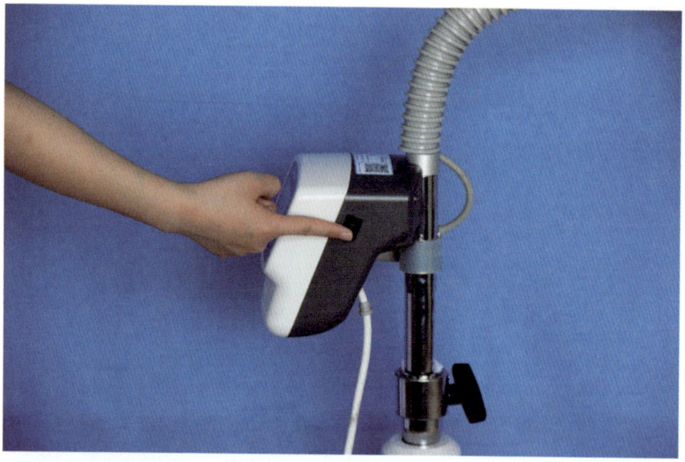

5

遵医嘱调节治疗参数，单次治疗时间为20～30 min。

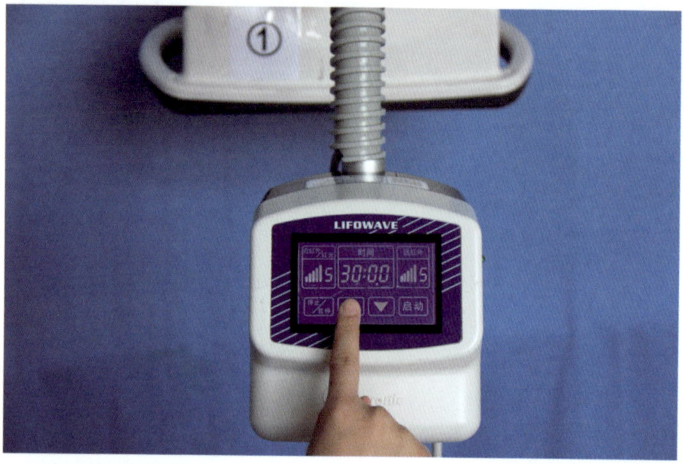

6

开始照射并随时观察患者。

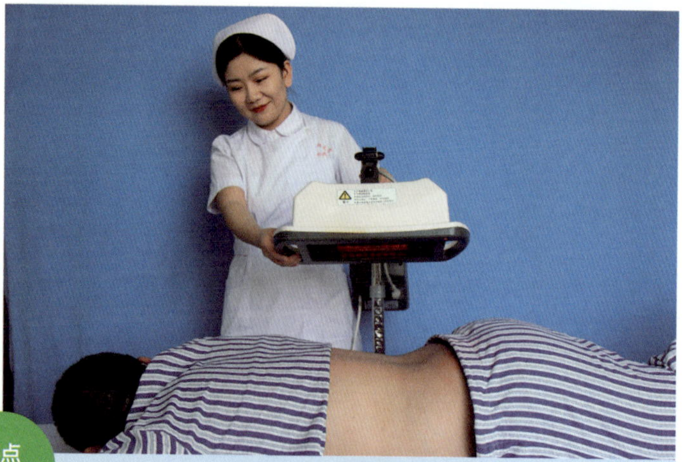

要点提示

- 将治疗仪放置于水平位，暴露治疗部位，同时锁紧脚轮。禁止用物品覆盖治疗仪。
- 照射期间应严密观察，询问患者感受，以免烫伤。

7

照射头部、面部时应佩戴眼罩。

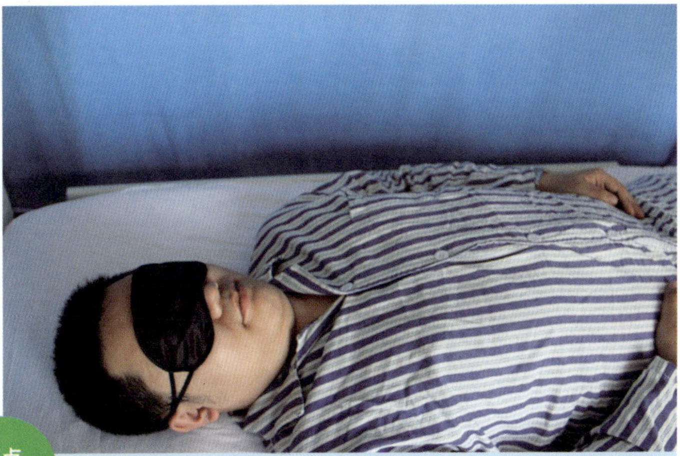

要点提示

红外线照射易引起白内障及视网膜损害，需注意保护眼睛。

第二节 电动气压止血仪护理关键技术流程

一、目的

1. 减少手术视野的出血，方便术者的手术操作，缩短手术时间。
2. 减少血资源的应用，减轻患者的经济负担。

二、适应证

1. 股骨和肱骨远端及胫腓骨、尺桡骨骨折切开复位内固定术。
2. 手足部的手术。
3. 肢体肿块或囊肿切除术。
4. 四肢神经肌腱、血管探查修复吻合术。
5. 膝、踝、肘、腕关节镜手术。
6. 膝、踝、肘、腕、指关节置换手术。

三、禁忌证

1. 绑止血带处的皮肤如果有损伤、水肿等情况，原则上应禁用。
2. 血栓性脉管炎、静脉栓塞、严重动脉硬化、血管性疼痛的患者。
3. 开放性伤口、污染创口超过 6 h 原则上不能使用，避免引起全身毒素吸收。
4. 血液病患者慎用。

四、关键技术操作流程图解

1

根据手术部位选择合适的止血带。

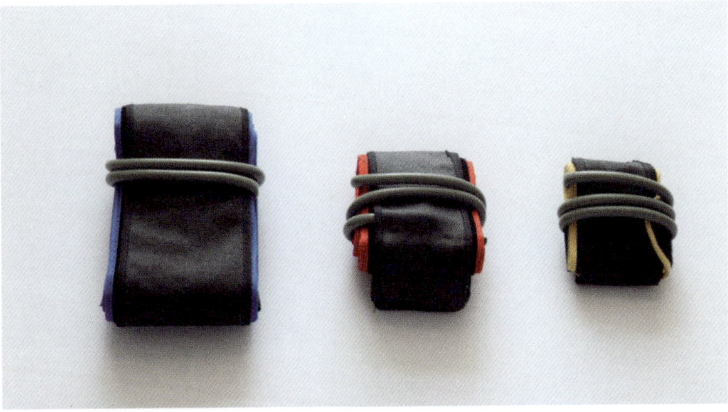

2

放置衬垫。

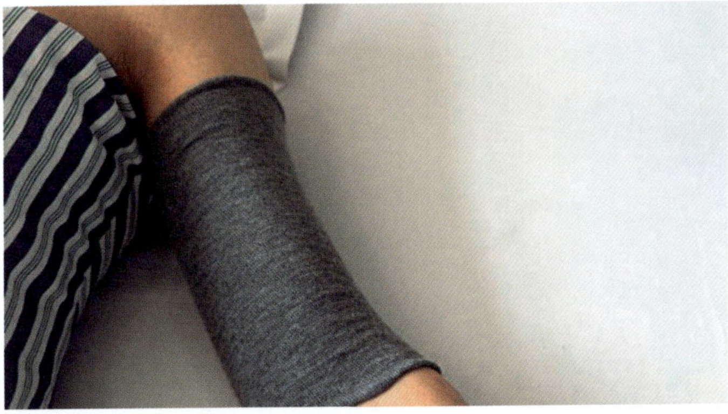

3

绑止血带。

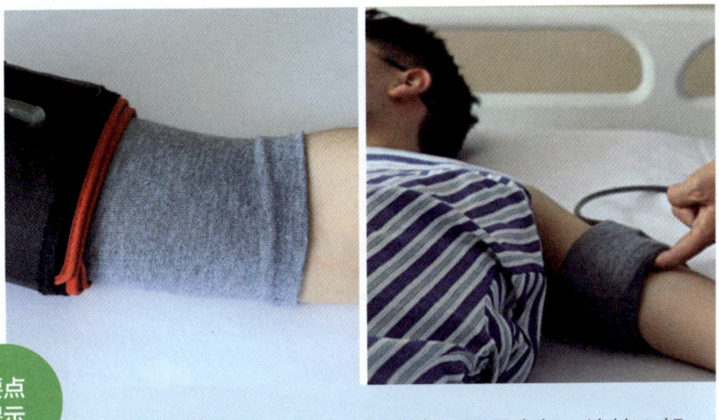

要点提示

- 止血带松紧度以容纳一指为宜，驱尽空气，连接口朝上，避免污染无菌区。
- 成人上肢选择短、窄型止血带，位置为上臂近端1/3处；下肢选择长、宽型止血带，位置为大腿中上1/3处。

4

设置合理的压力及时间参数并充气。

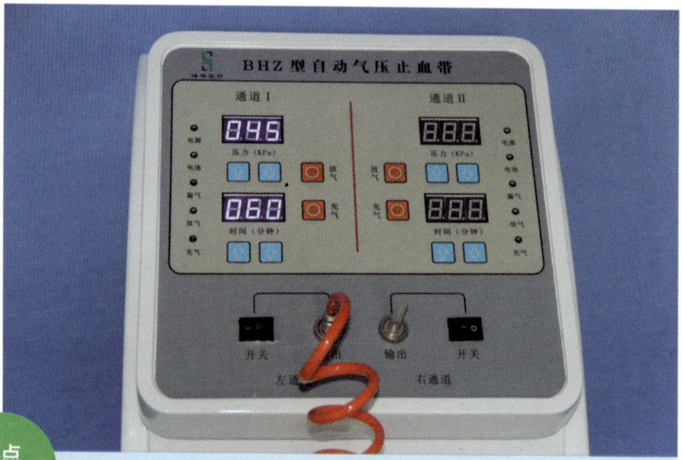

要点提示

压力：成人上肢为 30 ~ 50 kPa，下肢为 50 ~ 75 kPa；小儿上肢为 10 ~ 20 kPa，下肢为 30 ~ 40 kPa。

时间：上肢≤ 60 min，下肢≤ 90 min，需重新充气时间隔 15 ~ 20 min。

5

充气后立即记录时间，并随时巡诊患者，严密观察患肢及末梢血运情况。

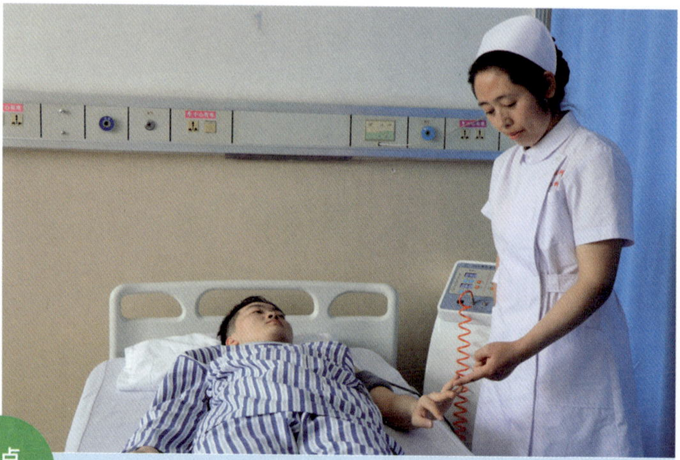

要点提示

血运正常时肤色红润。用手指压迫伤肢指（趾）甲，甲下颜色变为苍白，移去压迫 1 ~ 2 s 内即恢复原来红润现象为正常。

第三节 加温输液泵护理关键技术流程

一、目的

1. 快速加温输血、输液。
2. 血浆置换输血及输液。

二、适应证

1. 失血性休克患者需要快速输液、输血。
2. 手术室、监护病房、急诊室需要加温并快速输液者。

三、禁忌证

1. 不宜加温或加速输注的药物或液体。
2. 心肺功能不全患者。
3. 禁忌大量快速输液、输血患者。

四、关键技术操作流程图解

1

打开绿色按钮，
开机自检。

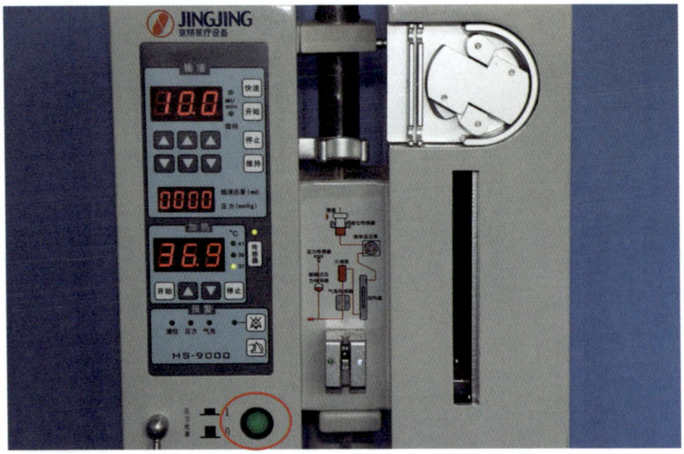

2

按预热区的“开始”键预热机器，按照患者病情需要调试预热温度。

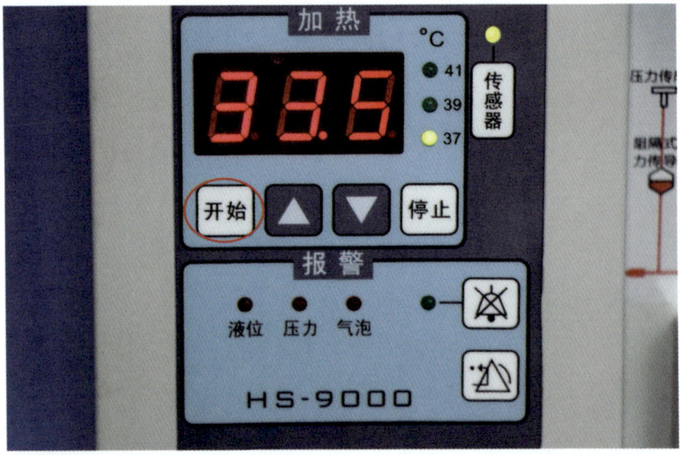

3

将大滴壶装入液位
检测器。

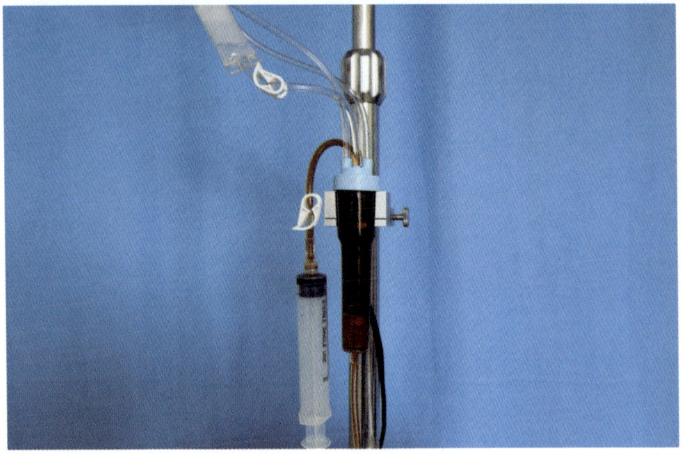

4

将输液管路与静脉输液瓶连接，安装小滴壶。

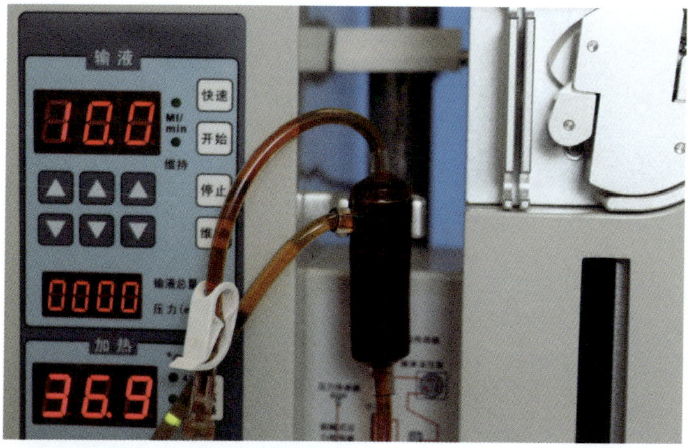

5

排气。

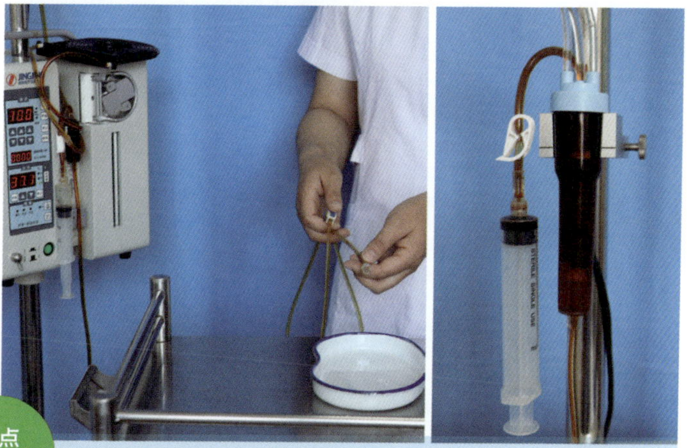

要点提示

- 排气后确认泵管内无气泡。排气过程中需调整大滴壶内的液平面，使其不低于标志线。
- 小滴壶内充满液体，不留空气。

6

安装加热盘，提起压紧把手，插入加热盘，最后压下、压紧把手。

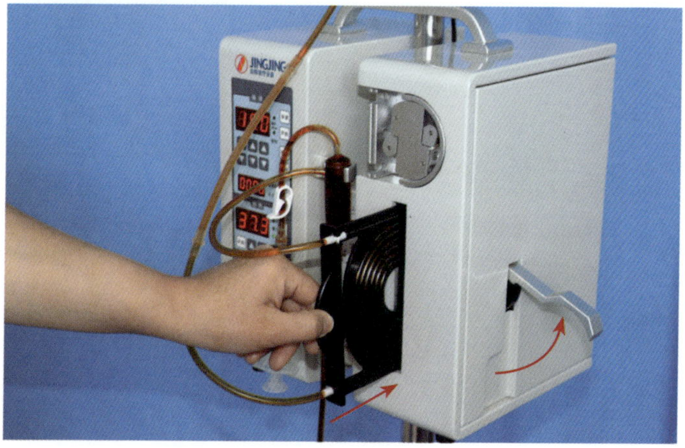

7

调整阻隔式压力传感器，充满液体且无气泡。

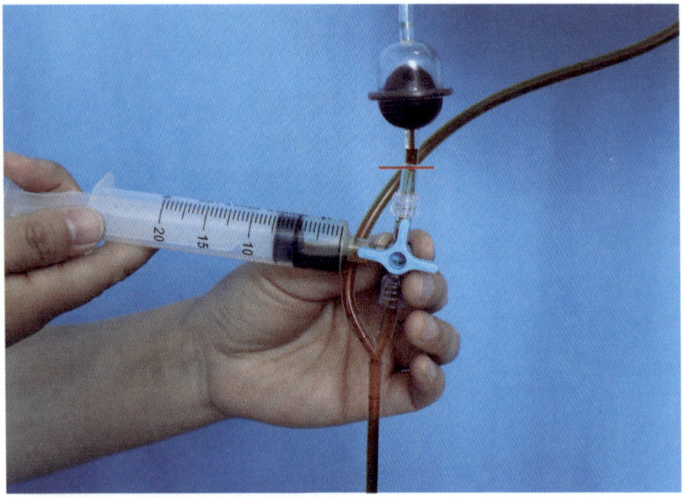

8

关闭三通。

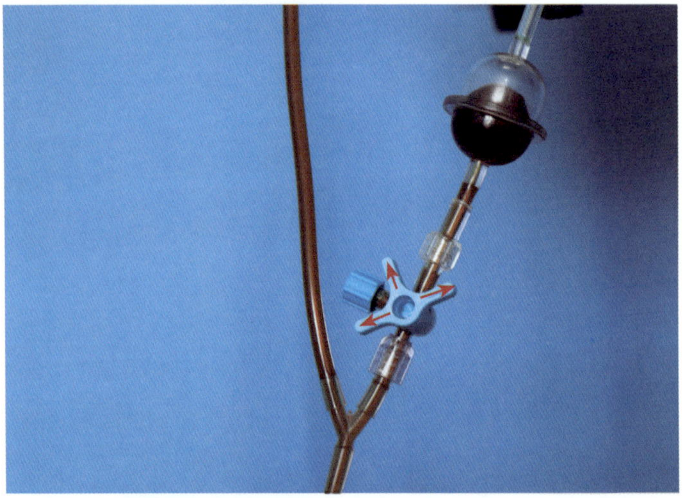

9

顺时针转动液体滚压泵，使泵管位于滚压轮内。

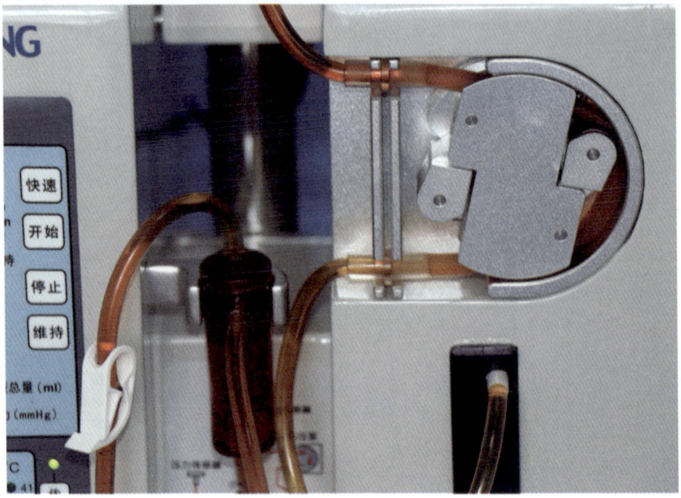

10

将小滴壶的出口管路放入气泡传感器凹槽，绿色指示灯亮即为安装到位。

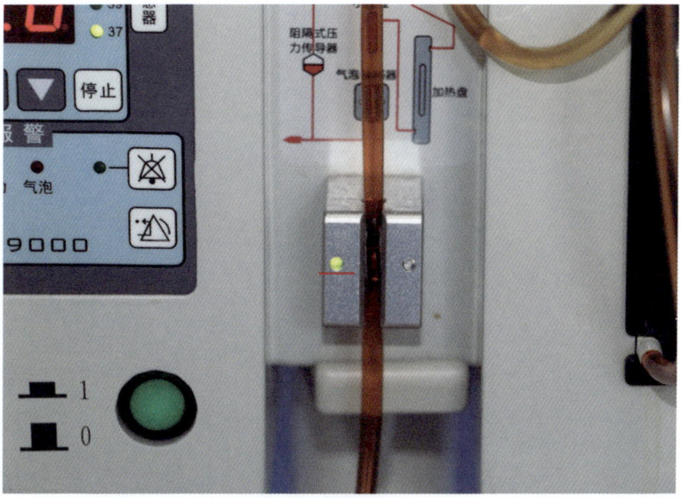

11

将阻隔式压力传感器接口连接机器。

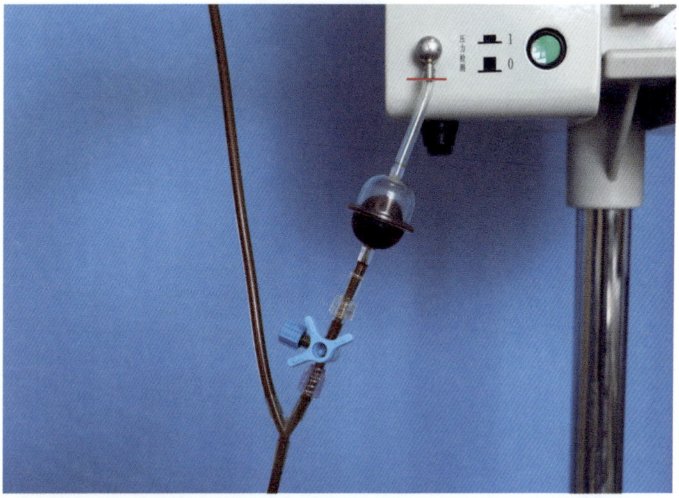

12

液体与患者静脉管路连接。

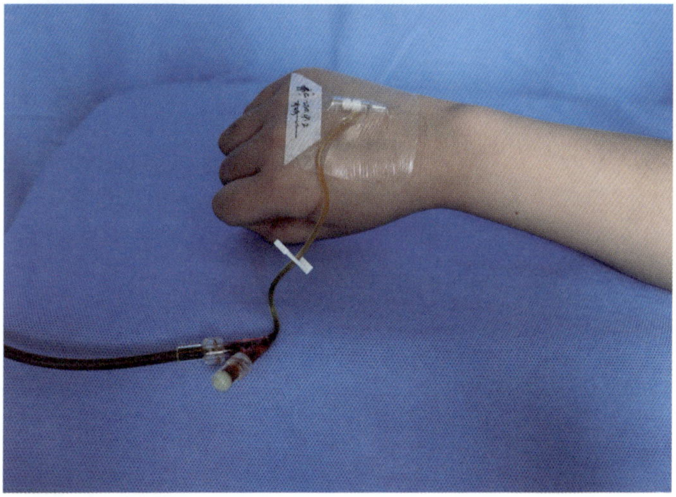

13

打开三通。

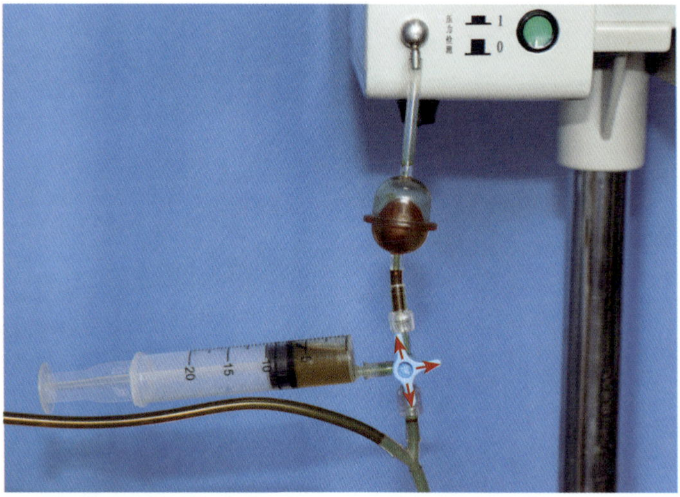

14

设置输液流量，按“开始”键工作。

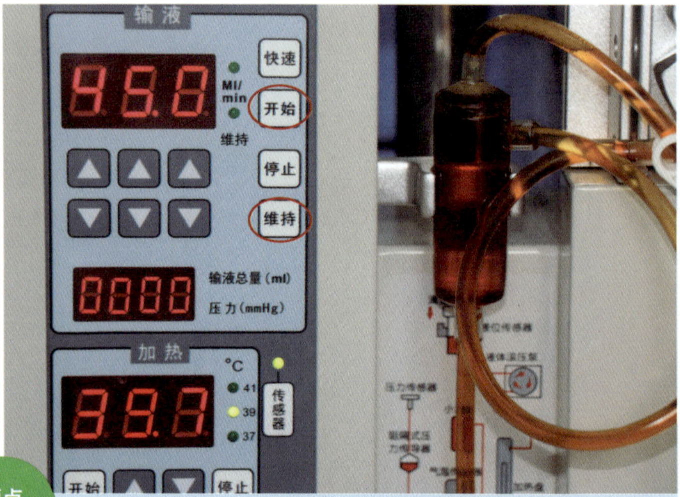

要点提示

- 输液过程中，需要更换和调节药液时可按动“维持”键，再次按动时恢复原流量。
- 按动“维持”键后，输液流量将降低至 2 ml/min 的开放速度，以防止输血时管路凝结堵塞及血液回流。

第四节 中频治疗仪护理关键技术流程

一、目的

1. 镇痛。
2. 改善周围血液循环。
3. 促进炎症吸收，软化瘢痕，松解粘连。
4. 兴奋神经肌肉组织。

二、适应证

1. 创伤性骨折。
2. 退行性骨性关节病、挫伤、周围神经伤等引起的疼痛。
3. 神经或肌肉伤病后肌肉功能障碍。
4. 瘢痕挛缩、狭窄性腱鞘炎、术后粘连。

三、禁忌证

1. 有出血倾向性疾病。
2. 急性化脓性炎症局部、恶性肿瘤局部。
3. 心前区、安装心脏起搏器部位、植入金属内置物部位。
4. 孕妇下腹部。

四、关键技术操作流程图解

1

准备中频治疗仪，评估患者病情。

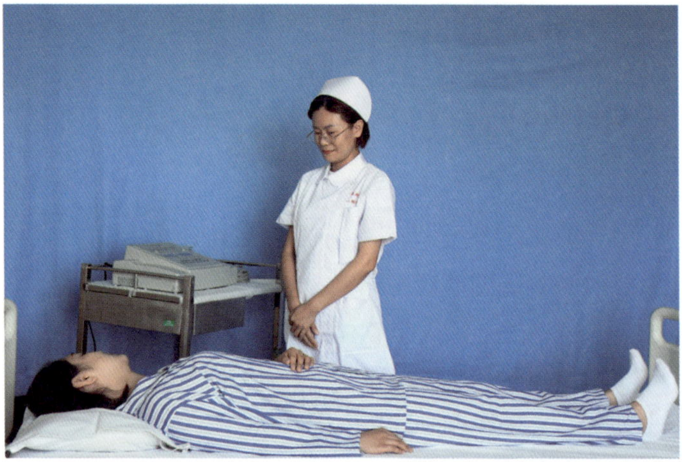

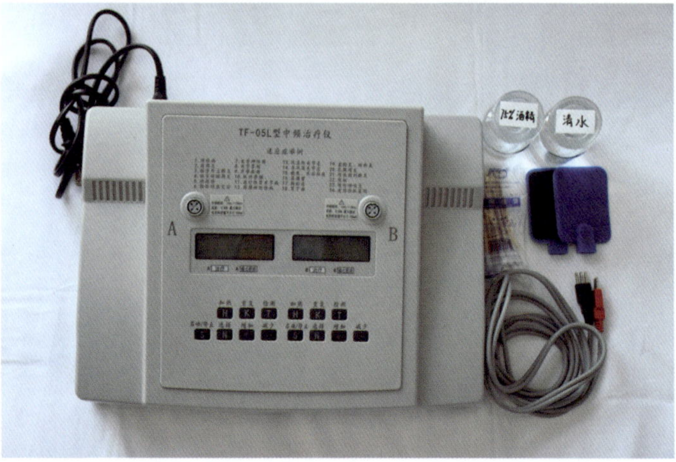

2

接通电源：电源线插好后，将电源开关放至“开”。

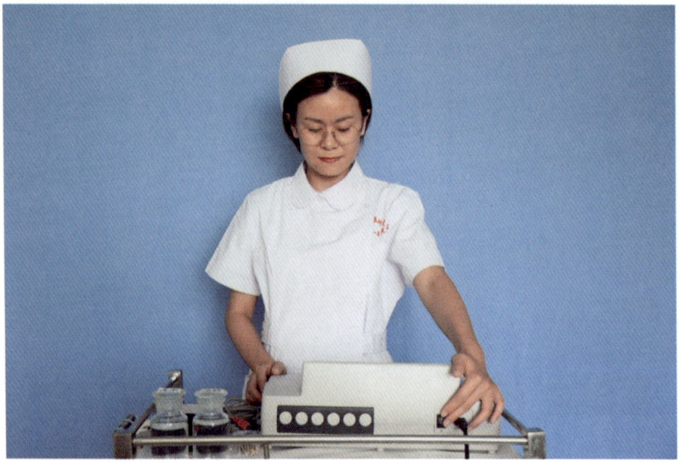

3

连接好治疗线：治疗线的一端连接A或B通道，另一端的小插头与合适的电极板连接。

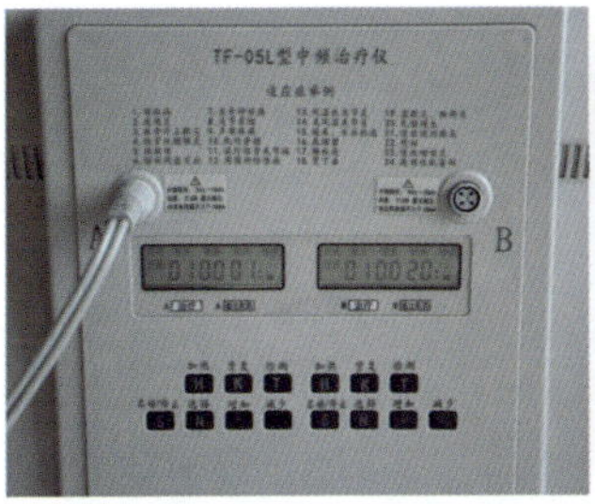

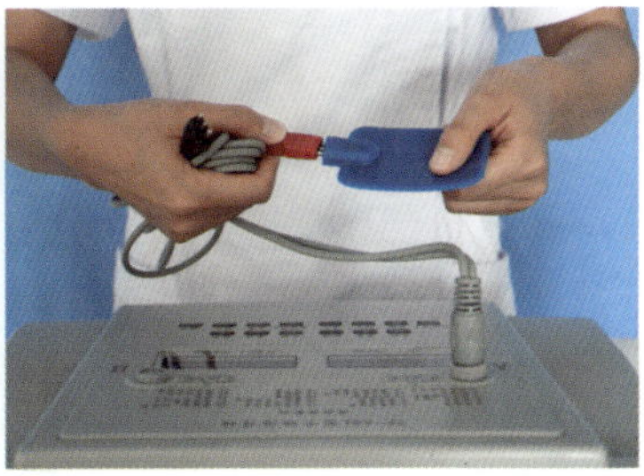

4

固定电极片：电极板的导电橡胶用湿棉签蘸清水擦拭，再将电极板固定在治疗部位，使电极板与皮肤紧密接触（以尺神经损伤术后为例）。

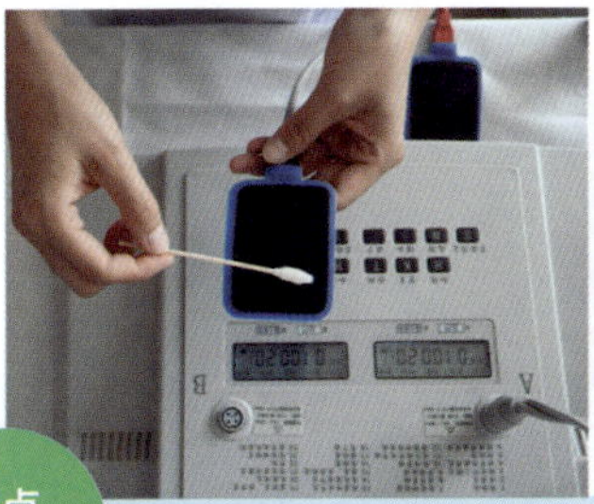

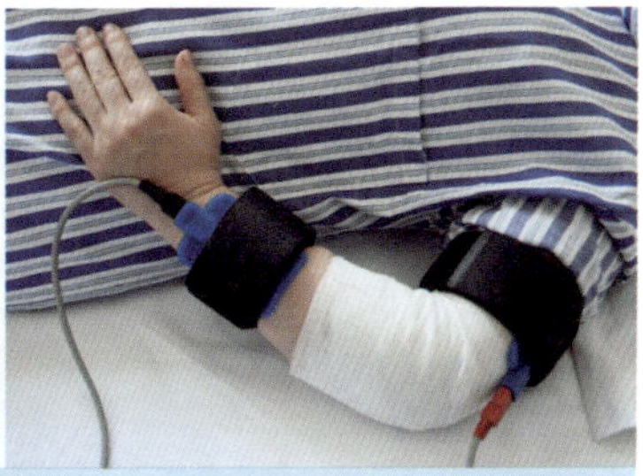

要点提示

- 电极板放置在人体上以后，不要操作治疗仪的电源开关，否则可能产生瞬间电击感。
- 先打开电源开关，再把电极板放置在人体上。

5

选择治疗程序：按动“N”键屏幕上处方“01”闪动，然后按动“+”“-”调节所需处方号。再次按动“N”键屏幕“20”闪动，然后按动“+”“-”调节所需治疗时间。

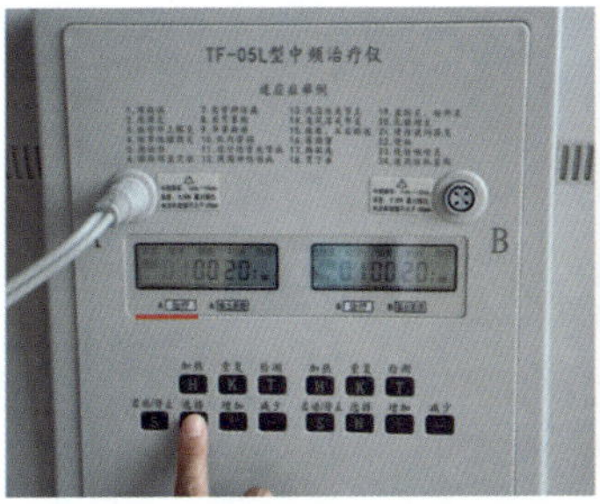

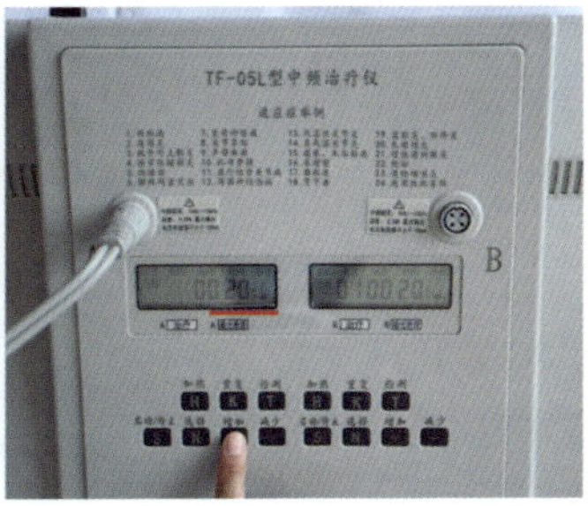

6

启动输出：按下通道A或B的启动键（S键）。

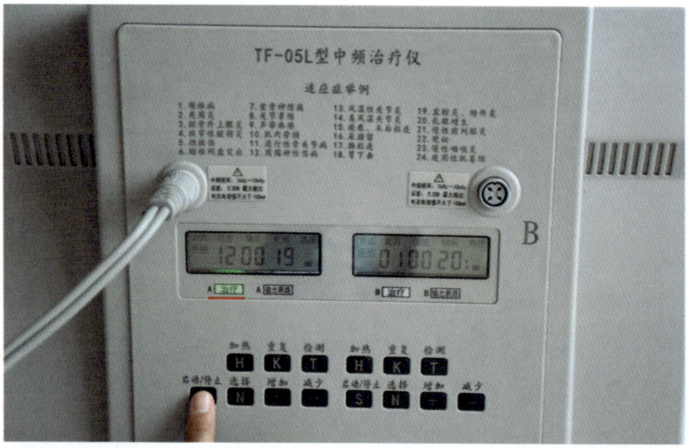

7

输出电流调节：按键面上的“+”和“-”键进行输出电流强度调节。

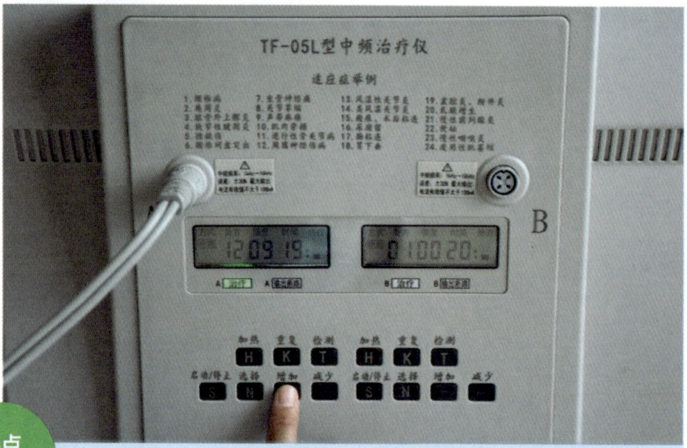

要点提示

调节电流强度时不要过快，要边调节、边询问患者感受。治疗时强度应遵循由小到大的原则，切忌突然增大，以患者耐受力为准。

8

停止输出：治疗结束后自动切断输出电流，“A治疗”或“B治疗”绿色灯灭，仪器自动蜂鸣提示。

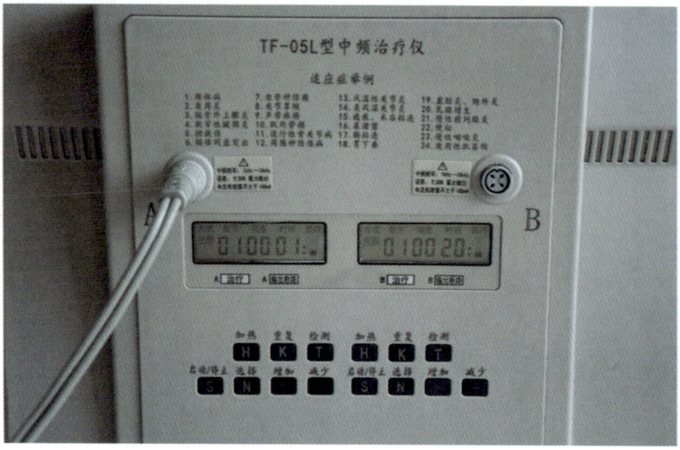

9

取下电极板：停止输出后，将电极板取下，关闭电源开关置于“关”位置。

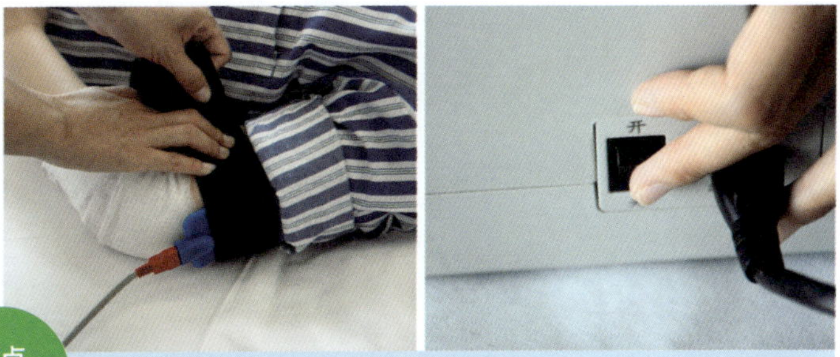

要点提示

治疗结束将电极板的导电橡胶用清水清洗后，再用棉签蘸 75% 酒精擦拭消毒。

第五节 床边心电监护仪护理关键技术流程

一、目的

1. 24 h 连续监测患者的生命体征：心率、心律、呼吸、血压、血氧饱和度等，并做出分析。
2. 及时发现危重患者病情变化。
3. 为临床诊断和救治患者提供重要的参考依据。

二、适应证

凡是病情危重，需要持续不间断监测心搏的频率、节律与体温、呼吸、血压、脉搏及经皮血氧饱和度等的患者。

三、禁忌证

1. 电极粘贴部位局部有皮损。
2. 对电极过敏。
3. 胸部开放性损伤。

四、关键技术操作流程图解

1

评估患者皮肤、指甲及上肢活动情况。

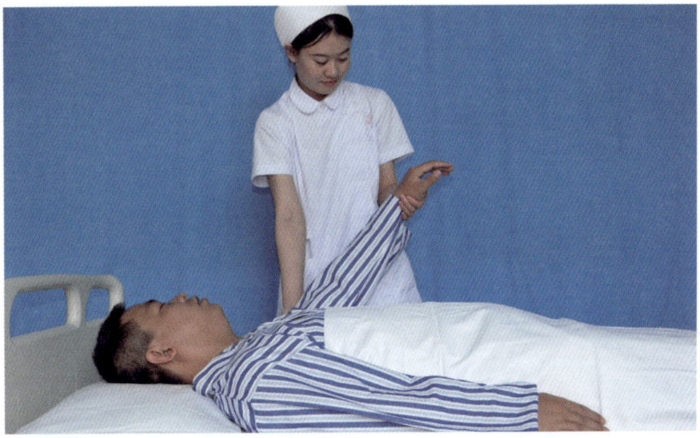

2

患者平卧，暴露胸部，清洁皮肤。

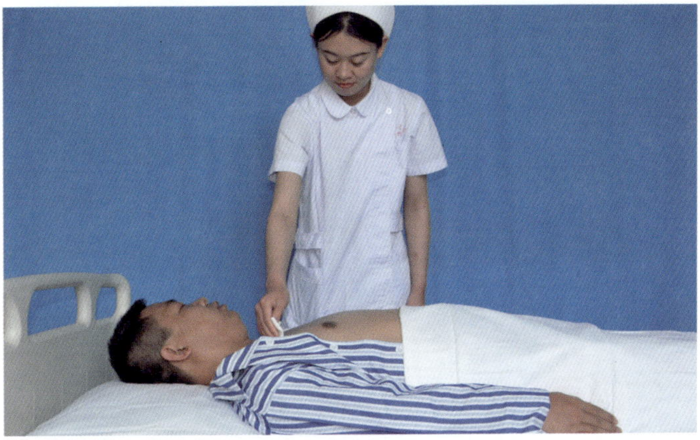

3

将电极贴于相应部位，避开除颤部位。

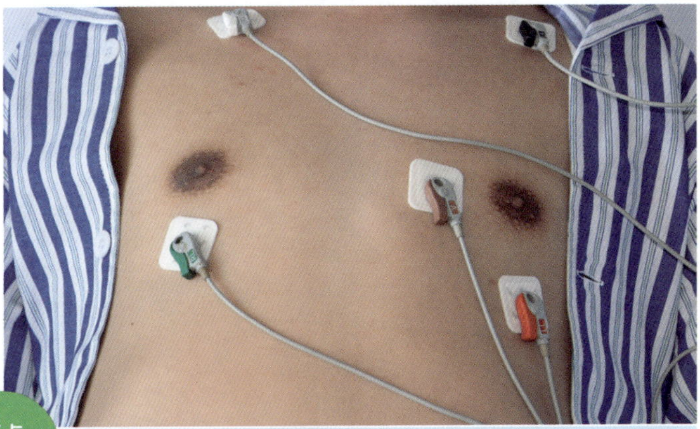

要点提示

前电极放于右锁骨中线第二肋下，外侧电极放于心尖部。

4

血压袖带下缘距离肘窝2～3 cm，松紧适宜，以容纳一指为宜。

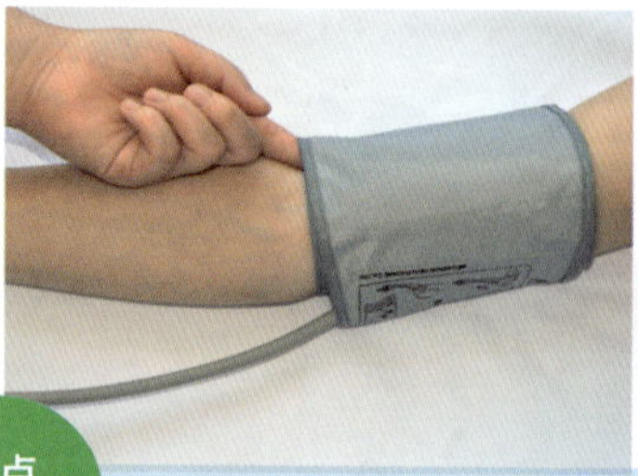

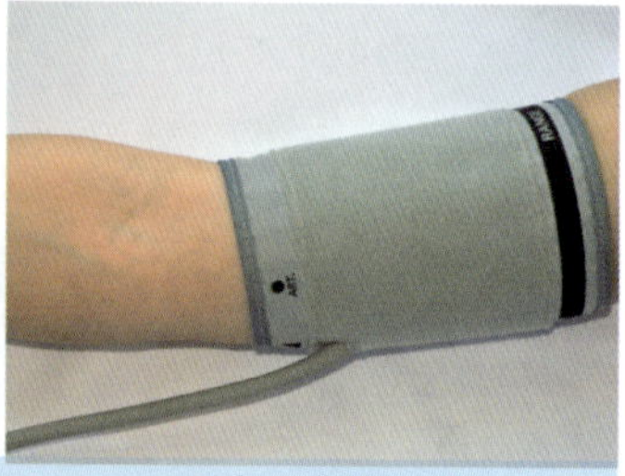

要点提示

- 选择合适的袖带，袖带与体表之间不可隔太厚的衣物。
- 袖带的宽度应是周径的 40%，或上臂长度的 2/3。
- 正确缠绕血压袖带，ART 提示动脉。保证动脉符号“●”在肱动脉之上。

5

将传感器放于患者手指或足趾上。

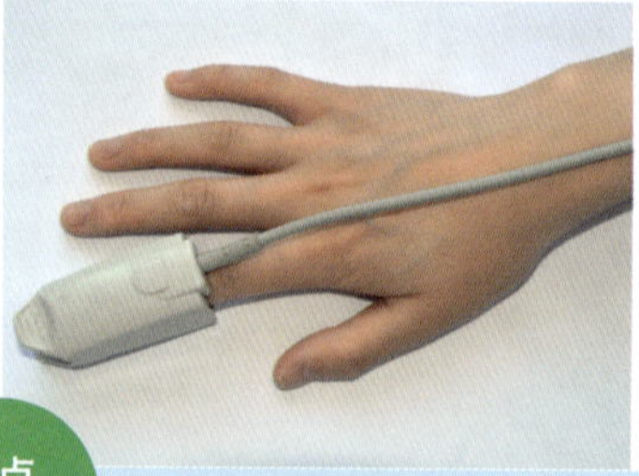

要点提示

- 传感器不可与血压袖带在同一侧肢体上。
- 不要把传感器放在有动脉导管或静脉注射管的肢体上。

6

调节监护仪，设置参数。

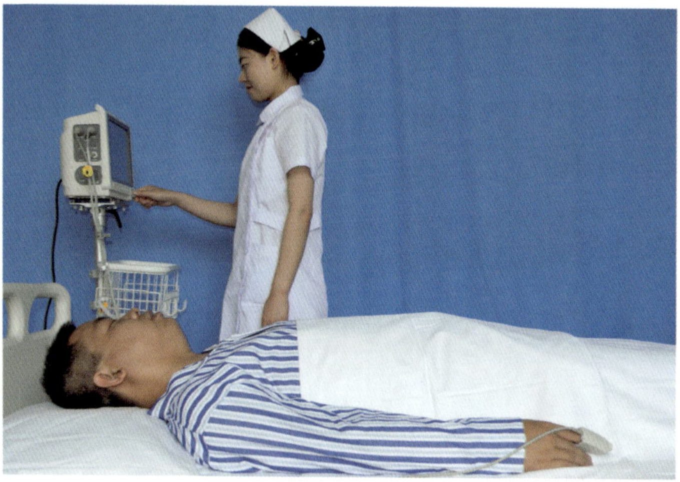

附　录

一、颅骨头环牵引护理关键技术流程

观察患者病情 → 安装牵引装置 → 保持有效牵引 → 按摩受压处皮肤，防止发生压力性损伤 → 更换酒精棉球，预防感染的发生 → 加强功能锻炼及生活护理

二、关节镜下重建术后护理关键技术流程

正确摆放患肢体位，严密观察伤口渗血、渗液情况 → 保持引流管通畅 → 观察引流液的色、质、量 → 观察局部皮肤的温度、颜色、弹性 → 定时检查足背动脉搏动情况 → 观察有无腓肠肌被动牵拉痛及感觉活动障碍

三、髋部骨折患者术前翻身护理关键技术流程

协助患者平卧，嘱患者双手放在胸前，健侧肢体伸直 → 将软枕置于两腿之间 → 一位护士位于患者健侧，一手置于患者肩背部，另一手置于患者臀部 → 另一位护士站于床尾，协助牵引患肢 → 患者头、颈、肩保持同一轴线，患肢呈牵引状态，两位护士同时向健侧翻转 → 健侧肢体屈曲，给予患肢足踝部抬高，垫软枕

四、小儿髋人类位石膏护理关键技术流程

石膏成型后，将患儿以平托的方式搬运至病床上 → 观察石膏松紧度、皮肤情况及末梢血运情况 → 剪去多余棉絮，棉絮包裹石膏边缘 → 将胶布整齐粘贴在石膏所有边缘，保证固定 → 进食时摇高床头30°，防止误吸 → 常规穿戴纸尿裤，防止大小便污染石膏

五、单膝关节置换术后早期体位管理护理关键技术流程

平卧位：患肢伸直位，足尖向上，足跟下垫软枕

↓

患肢抬高位：枕头垫于小腿下

↓

侧卧位：患肢在上，做无重力屈伸膝关节的动作

↓

床上移动：健肢屈曲，护士抓握患肢踝部，协助患肢伸直，进行床上移动

↓

卧位屈曲膝关节：保持足跟不离床面，将小腿向近端滑动，尽量屈曲髋关节和膝关节

↓

坐位屈曲膝关节：坐在床边，小腿垂直。健侧脚放在患侧的足踝前方，慢慢挤压患肢，帮助膝关节尽量屈曲

↓

行走：主动抬腿屈膝练习

六、负压封闭引流瓶使用护理关键技术流程

观察负压是否有效以及引流液的色、质、量

↓

夹闭引流管

↓

关闭负压源至压力显示为“0”

↓

打开引流瓶并更换，妥善固定新的引流瓶和引流管

↓

打开血管钳，调节负压

↓

观察负压是否有效

七、脊柱微创术后体位护理关键技术流程

患者术后回病室，准备床单位，抬高床尾 15°～20°

↓

将负压引流装置改为自然引流

↓

协助患者取俯卧、头高足低位，头部垫枕，双上肢自由体位

↓

准备 1~1.5 kg 的盐袋压迫伤口局部

↓

促进患者舒适，俯卧位和侧卧位交替，侧卧位角度＜45°

八、跟腱断裂修复术后肢体护理关键技术流程

术后观察石膏固定松紧适宜

↓

观察患肢末梢血运情况

↓

术后取正确体位（仰卧位、健侧卧位）

↓

术后 1 日进行屈膝屈髋锻炼

九、肢体骨折术后局部冷疗护理关键技术流程

用物准备，评估患者 → 捏破冰袋里袋 → 上下抖动冰袋，让水和蓄冷剂充分混合 → 将冰袋放于冷敷袋中 → 将备好的冰袋固定在需冷敷位置 → 冷敷15～20 min后撤掉冰袋

十、协助脊髓损伤患者坐起护理关键技术流程

患者仰卧位，双上肢自然放于身体两侧

↓

护士缓慢摇起床面，协助患者半卧位

↓

护士嘱患者双侧肘关节屈曲支撑于床面

↓

患者利用双肘的力量支撑抬起上身，护士站在患者侧前方，用一只手扶托患者肩部，另一只手从腋下伸向背部，双手同时向上抱起患者

↓

患者用双手掌撑住床面，支撑身体坐起

↓

护士协助患者调整坐姿，将双侧床档抬起，患者双手紧握床档扶手，保持舒适坐位

十一、可调式防旋转鞋使用护理关键技术流程

检查可调式防旋转鞋的调节旋钮功能是否正常

↓

协助患者平卧，评估足踝部皮肤情况

↓

松开可调式防旋鞋鞋带

↓

协助患者穿戴可调式防旋转鞋

↓

根据患者足型妥善固定鞋带

↓

根据病情需要，遵医嘱调节可调式防旋转鞋角度

十二、小儿枕颌吊带牵引约束护理关键技术流程

患儿头部佩戴枕颌吊带

↓

患儿取平卧位，穿约束马甲

↓

连接牵引绳、钩

↓

放置秤砣

↓

下颌处放置棉质布巾以避免压力性损伤

↓

患儿大小便时，取下秤砣，放置便盆

十三、助行器使用护理关键技术流程

评估助行器

↓

将助行器放于患者正前方

↓

健侧手放在助行器扶手上，患侧手支撑床面

↓

从坐姿到站立，双手扶助行器

↓

助行器向前移动一步（25 ~ 30 cm）

↓

患肢向前，约在助行器横向中线的偏后方

↓

健肢向前，与患肢平齐

↓

健肢慢慢后移，直至接触床边

↓

健侧手握住扶手，患侧手支撑床面慢慢坐下

十四、肩部支具佩戴护理关键技术流程

评估患者及肩部支具的完整性

↓

肩部支具由腋枕、腰部束带、臂兜组成

↓

佩戴腰部束带

↓

佩戴臂兜

↓

斜挎颈部吊带

↓

调整肩部高度

↓

调整腋枕位置

十五、手部动力矫形器佩戴护理关键技术流程

评估患者及矫形器情况 → 将手腕以手心向下的方式伸入主架内 → 用粘贴带固定手臂与主架

↓

将指套圈分别套在示指、中指、环指、小指和拇指上 → 活动手指关节，调整动力装置

十六、腰背肌四点支撑锻炼护理关键技术流程

术后取下护具后，行四点支撑锻炼

↓

让患者在床上取俯卧位

↓

用双膝和双掌将身体支起取四点支撑式

↓

右上肢和左下肢同时缓慢抬起，维持 5 s，缓慢放下

↓

左上肢和右下肢同时缓慢抬起，维持 5 s，缓慢放下

↓

交替重复，进行 10 次

↓

加强动作 1： 在原有动作基础上，上下肢抬起需同时向外侧平移

↓

加强动作 2： 在原有动作基础上，上下肢按正方形形状完成动作，交替重复动作 10 次 / 组

十七、腰椎间盘突出术后神经根滑动锻炼护理关键技术流程

患者取仰卧位，双腿自然放松

→

一侧下肢伸直，脚尖向上勾，另一侧屈曲

→

伸直的下肢缓慢抬高不超过 90°，维持 3 ~ 5 s，另一侧保持不动，反复交替

↓

取坐立位，双腿自然下垂

→

单腿膝盖伸直，脚背绷紧

→

绷直脚尖向上勾，抬头，眼睛向上

十八、踝关节骨折术后功能锻炼护理关键技术流程

跖屈被动练习：最大限度绷直脚背

↓

跖屈主动练习：利用患者自重，用“跪”的方法下压

↓

背伸被动练习：尽量使脚尖向上勾

↓

内翻：坐姿，在跷二郎腿的姿势下，自己用手进行内翻牵拉

↓

外翻：坐姿，在跷二郎腿的姿势下，自己用手进行外翻牵拉

↓

环绕：以踝关节为中心，脚尖带动足背做 360° 环绕

↓

冰敷

十九、踇外翻 F 术式截骨术后功能锻炼护理关键技术流程

术后当日进行踝关节跖屈、背屈运动

→

术后第 2 日进行直腿抬高锻炼

→

术后第 2 日进行膝髋关节屈曲、伸直锻炼

↓

术后 3 ~ 7 天进行踇趾关节背伸锻炼

←

术后 1 周脚后跟着地不负重行走

二十、腕关节术后功能锻炼护理关键技术流程

腕关节背伸：双手掌相对，指尖向上 → 腕关节掌屈：双手手背相对，指尖向下 → 拇指背伸：握拳，翘拇指

↓

前臂旋前旋后：保持拇指背伸状态，屈肘 90°，前臂向前，掌心向下向上旋转

二十一、红外线治疗仪护理关键技术流程

评估患者及红外线治疗仪

↓

向患者进行红外线治疗仪的相关知识宣教

↓

协助患者取俯卧位

↓

调节红外线治疗仪照射距离

↓

打开红外线治疗仪开关

↓

根据遵医嘱调节治疗仪的各种参数及照射时间

↓

开始照射

二十二、电动气压止血仪护理关键技术流程

评估患者手术部位，选择合适的止血带

↓

放置衬垫，扎止血带

↓

设置工作压力： 成人上肢压力 30 ~ 50 kPa，成人下肢 50 ~ 75 kPa，小儿上肢 10 ~ 20 kPa，小儿下肢 30 ~ 40 kPa

↓

设置工作时间： 成人上肢少于 60 min，下肢少于 90 min。若需继续使用，放气恢复肢体血流 15 ~ 20 min 后重新充气

↓

手术开始，抬高患肢

↓

按止血带充气按钮进行充气

↓

随时询问患者感受，并记录

二十三、加温输液泵护理关键技术流程

开机自检，按预热区的“开始”键预热机器

↓

将大滴壶装入液位检测器，将输液管路与静脉输液瓶连接，安装小滴壶，排气

↓

安装加热盘，调整阻隔式压力传感器，关闭三通

↓

顺时针转动液体滚压泵，使泵管位于滚压轮内

↓

将小滴壶的出口管路放入气泡传感器凹槽，绿色指示灯亮即为安装到位

↓

将阻隔式压力传感器接口连接机器，液体与患者静脉管路连接，打开三通

↓

设置输液流量，按“开始”键工作

二十四、中频治疗仪护理关键技术流程

用物准备，评估患者 → 接通电源 → 连接好治疗线 → 固定电极片 → 选择治疗程序 → 启动输出 → 输出电流调节 → 停止输出 → 取下电极板

二十五、床边心电监护仪护理关键技术流程

评估患者皮肤、指甲及上肢活动情况 → 患者平卧，暴露胸部，清洁皮肤 → 将电极贴于相应部位，避开除颤部位 → 血压袖带下缘距离肘窝 2 ～ 3 cm，松紧适宜，以容纳一指为宜 → 将传感器放于患者手指或足趾上 → 调节监护仪，设置参数

参考文献

[1] 蔡秀萍. 膝关节周围开放骨折合并腘动脉损伤的术后护理. 第12届全国骨科护理学术交流暨专题讲座会议论文汇编. 西安：中华护理学会，2010.

[2] 梁陶媛，龚雪涛，高小雁. 多发创伤合并腘动脉损伤18例的术后观察与护理. 中国误诊学杂志，2012，12（9）：2248-2249.

[3] 曾艳，吴晓玲，陈兆雷，等. 腘动脉损伤血管重建的围手术期护理. 护理实践与研究，2013，10（2）：67-68.

[4] Oestergaard LG，Nielsen CV，Bünger CE，et al. The effect of early initiation of rehabilitation after lumbar spinal fusion：a randomized clinical study. Spine，2012，37（21）：1803-1809.

[5] 丛美玲. 应用负压引流技术治疗小腿筋膜室综合征护理体会. 齐鲁护理杂志，2019，25（15）：119-121.

[6] 杨玉兰. 改良VSD冲洗方法对感染创面的效果观察. 当代医学，2018，24（8）：20-22.

[7] 秦玉梅，姜红卫. 脊柱术后并发脑脊液漏的预见性护理. 护理实践与研究，2011，8（6）：46-47.

[8] 金莉英. 脊柱手术后并发脑脊液漏的观察与护理. 护理与康复，2011，10（10）：884-886.

[9] 陈捷，汪光晔，黄文俊. 胸椎退行性病变减压术后脑脊液漏危险因素分析及护理研究. 护士进修杂志，2017，32（7）：597-560.

[10] 李小寒，尚少梅. 基础护理学. 5版. 北京：人民卫生出版社，2012：250-251.

[11] 廖志光. 关节功能锻炼配合中药熏洗治疗桡骨远端骨折的临床效果观察. 北方药学，2016，13（4）：31-32.

[12] 王文明. 不稳定桡骨远端骨折术后早期中西医结合功能锻炼对腕关节功能康复. 大家健

康，2015，9（5）：270.
[13] 张学军．早期功能锻炼对桡骨远端骨折的临床疗效分析．医学理论与实践，2014，27（4）：490-491.
[14] 苏荣锦，马志燕．六动作手指练习法在桡骨远端骨折夹板外固定术后的康复应用研究．医药前沿，2016，6（33）：186-187.
[15] 姜海．腕管综合征术后腕关节功能的康复治疗．中国中医骨伤科杂志，2012，20（9）：47-48.
[16] 吴勤枫．桡骨远端骨折患者术后护理及功能锻炼体会．健康护理，2017，9（26）：163.
[17] 张秋月，陈晓琳，范蕊，等．电脑中频治疗仪在康复科的临床应用．保健医学研究与实践，2014，11（5）：90-91.
[18] 崔晓倩，于力楠．电脑中频治疗仪配合超声波治疗骨折术后皮肤瘢痕的疗效观察．军事医学，2014，38（12）：1000.
[19] 刘东，梁运海，董明峰．拇外翻术后不同时间和不同方式功能锻炼的效果比较情况．中国医药指南，2015，13（3）：9-10.
[20] 高婷婷，刘永娟，张黎．延续性护理对踇外翻患者微创术后的康复效果及生活质量的影响．临床医学研究与实验，2018，21：171-172.
[21] 劳永锵，王明爽，梁伟春，等．桡骨远端骨折内固定术后两种康复锻炼比较．中国矫形外科杂志，2016，24（10）：36-39.
[22] 侯继光，张胜华，汪琦，等．早期康复治疗对桡骨远端骨折术后腕关节功能恢复的影响．中国骨与关节损伤杂志，2017，032（1）：98-99.
[23] 郑彩娥，李秀云．康复护理技术操作规程．北京：人民卫生出版社，2018.
[24] 褚桂林，周蓓，刘君．改进式防旋鞋的制作及辅助下功能锻炼中的应用．护理实践与研究，2014，11（11）：108.
[25] 戴闽．实用骨科治疗与康复．北京：人民卫生出版社，2007：453.
[26] 刘敏，颜修盛，丁娇，等．手屈曲功能障碍者佩戴动力矫形器的护理．中国临床护理，2012，4（2）：125.
[27] 冷丹丹，刘娟，崔小冰，等．四黄散外敷联合红外线治疗骨性关节炎效果观察．中西医结合护理（中英文），2019，5（11）：33-35.
[28] Azar FM，Beaty JH，Canale ST．坎贝尔骨科手术学．13版．唐佩福，王岩，卢世壁．北京：北京大学医学出版社，2018：1058-1059.
[29] 王晓梅．石膏固定的护理．工企医刊，2001，14（3）：67-68.
[30] 张婷，张丽华．32例儿童寰枢椎旋转半脱位牵引治疗的护理体会．内蒙古医学杂志，

2018，04：508-509.
[31] 关梅．枕颌带牵引下小儿寰枢椎半脱位的护理体会．中国冶金工业医学杂志，2016，33（1）：60-61.
[32] S.Terry Canale James，H.Beaty.坎贝尔骨科手术学．12版．王岩．北京：人民军医出版社，2013：361-362.
[33] 韩若．输液泵的常见报警分析与维护．医疗装备，2019，3（11）：124-125.
[34] 刘欣欣，李永辉，王芳，等．674例输液泵不良事件回顾性分析．中国医疗设备，2020，35（3）：145-148.
[35] 丁克娜．自制加压止血带衬垫的设计．天津护理，2018，26（2）：252.
[36] 解志青，刘秋秋．气压止血仪操作指南的术中应用及效果．中国社区医师，2019，35（9）：28-29.
[37] 高小雁，冯乐玲，谭晓菊．骨科支具护理规范化操作．北京：北京大学医学出版社，2019.